気管支サーモプラスティ
パーフェクトガイド

編著 **石井 芳樹**
獨協医科大学呼吸器・アレルギー内科 主任教授

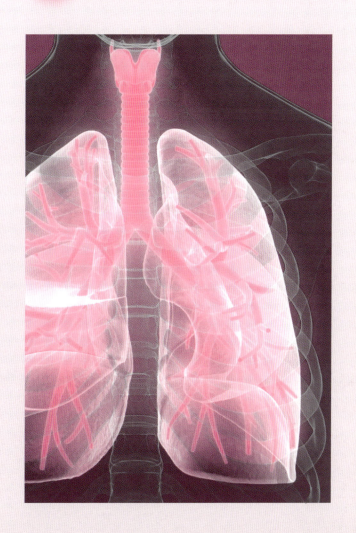

序 文

　2015年4月，わが国でも重症気管支喘息に対して気管支サーモプラスティが保険適用となりました。新しい治療法ではあるものの，重症喘息患者を救うオプションとしてきわめて有用性が高いと思われ，大きな期待が寄せられています。

　そのため，施行症例における経験や情報を，できる限り多くの施設や施行医で共有し，どのような施設でも安全で有効な治療を患者さんに提供することができるようにしたいと考えます。

　このような思いから，現状で施行経験の多い施設の先生方に，基礎的な原理やコンセプトから，手技の実際，術前・術後管理，より有効な施行の工夫，合併症の管理や予防，医療経済的問題，術前・術後の病理学的変化，そして今後の可能性などについて，最新の情報を分担・ご執筆頂きました。

　そして，まだまだ個々の施設での症例数が限られるなか，先生方には興味深い症例をご選択頂き，それが本書の特徴のひとつとなっています。

　現在はまだ明確な結論が出せる段階にはありませんが，今後，レジストリシステムなどを活用して，気管支サーモプラスティをどのような症例に選択し，何をもってその有効性を証明していくべきかを明確にしていかなければなりません。

　本書が，喘息治療における気管支サーモプラスティの役割を確立するための一助となれば幸いです。

　2018年1月　　　　　　　　　　　　　　　　　　　　　　　　　編者

目次

1	はじめに	石井芳樹	*1*
2	気管支サーモプラスティの原理とコンセプト	石井芳樹	*3*
3	臨床成績：米国を中心とした4つのスタディ	馬場智尚	*10*
4	気管支サーモプラスティの適応と患者選択	峯下昌道	*16*
5	施行スケジュールと患者への説明	大島信治	*21*
6	必要物品・機器と術前準備：検査・投薬	武政聡浩	*26*
7	麻酔		
	1）局所麻酔	武政聡浩	*33*
	2）全身麻酔	加藤篤子 日野博文	*41*
8	手技の実際	石井芳樹	*48*
9	合併症と対処	飯倉元保	*58*
10	術後管理	田下浩之	*65*
11	有効性評価	放生雅章	*72*
12	気管支生検検体の評価	石井芳樹	*83*
13	費用負担および他治療との医療経済的比較	森川美羽 石塚　全	*93*
14	重症喘息治療における気管支サーモプラスティの位置づけ	新実彰男	*100*
15	気管支サーモプラスティの問題点と今後の課題	石井芳樹	*109*

症例

1	気管支サーモプラスティが奏功したasthma-COPD overlap（ACO）の1例	*14*
2	気管支サーモプラスティが奏功したステロイド依存性重症喘息の1例	*19*
3	気管支サーモプラスティにより抗IgE抗体を減量することができた1例	*25*
4	気管支サーモプラスティ後の3葉完全無気肺に伴う呼吸不全に対しECMOが必要であった重症喘息の1例	*55*
5	気管支サーモプラスティが奏功した喀痰の多い喘息患者の1例	*63*
6	気管支サーモプラスティが奏功したアトピー性皮膚炎合併喘息の1例	*70*
7	気管支サーモプラスティ後にいったん軽快するもその後増悪を繰り返し抗IL-5抗体製剤使用にて小康状態を保っている1例	*80*
8	予定外受診と発作治療をなくし治療ステップダウンが可能となった1例	*97*
9	気管支サーモプラスティを安全に施行でき著効を得た重症慢性気流閉塞の1例	*105*

索 引	*115*

執筆者一覧

編著

石井芳樹　獨協医科大学 呼吸器・アレルギー内科　主任教授

執筆者 (執筆順)

馬場智尚　神奈川県立循環器呼吸器病センター 呼吸器内科　医長

峯下昌道　聖マリアンナ医科大学 呼吸器内科　教授

大島信治　国立病院機構東京病院 喘息・アレルギーセンター アレルギー科　医長

武政聡浩　獨協医科大学 呼吸器・アレルギー内科　准教授

加藤篤子　聖マリアンナ医科大学 麻酔科　任期付助教

日野博文　聖マリアンナ医科大学 麻酔科　准教授

飯倉元保　国立国際医療研究センター病院 呼吸器内科　医長

田下浩之　国立病院機構東京病院 喘息・アレルギーセンター アレルギー科　医長

放生雅章　NTT東日本関東病院 呼吸器センター　センター長

森川美羽　福井大学医学系部門 病態制御医学講座 内科学 (3)　助教

石塚　全　福井大学医学系部門 病態制御医学講座 内科学 (3)　教授

新実彰男　名古屋市立大学 医学研究科 呼吸器・免疫アレルギー内科学分野　教授

1 はじめに

　重症気管支喘息に対する新たな治療法として登場した気管支サーモプラスティ (bronchial thermoplasty：BT) は，温熱によって気管支喘息 (以下，喘息) における気道収縮の原動力となる気管支平滑筋を減少させてしまうという画期的かつ斬新なアイデアで，大きな関心と期待が寄せられている。65℃の温熱負荷によって，平滑筋は apoptosis (アポトーシス) あるいは necrosis (ネクローシス) に陥って減少する。さらに，温熱による迷走神経の denervation (除神経) も有効性のメカニズムに関与すると考えられている。

　2004年に初めて報告されて既に10年以上が経過し，臨床試験や使用経験の報告も蓄積してきた。臨床成績では模擬操作 (シャムコントロール) 群を対照とした AIR2 試験が行われ，重症喘息を対象とし，BT群190例とシャム群98例が比較された。プライマリーエンドポイントである喘息 QOL スコアは，臨床的に有意であると考えられる 0.5ポイント以上の改善率をみると，治療群79％とシャム群64％に対し有意に高かった。その他，ステロイドの全身投与を要する重度増悪発現率の減少 (32％)，呼吸器症状による救急外来 (ER) 受診頻度の減少 (84％)，喘息による仕事・学校・その他日常生活の損失日数の減少 (66％) が認められた。また，治療後5年目でも喘息発作と救急外来受診頻度の減少効果が持続していた。

　2010年4月，米国では米国食品医薬局 (FDA) の承認が下り，わが国でも2015年4月から保険適用となった。2017年3月末の時点で，日本では2年間で91施設297例に施行され，普及が進んでいる。現在まで施行症例の多くで症状や QOL スコアの改善がみられているが，シャム群でも64％の改善が得られるため，有用性の評価は難しい。わが国での施行症例も AIR2 試験での対象症例より重症なものに施行されており，国内症例における有効性および安全性は，さらなる症例集積を待たねばならない。

　BTの有効性を議論する上で，どの評価項目をもって判断するべきかを明確にしていく必要がある。その上で，BTが有効性を示す本来適応となるべき喘息症例がどのような phenotype (フェノタイプ) であるのか，どのような重症度であるのかなどを明らかにしていくことが求められている。

　BTの施行について ERS (ヨーロッパ呼吸器学会) /ATS (アメリカ胸部医学会) のガイドライン (2014) では，施設ごとの倫理委員会で承認された登録システムや臨床研究

として施行すべきであるとしているし[1]，BTS（British Thoracic Society）のガイドラインでも慎重に選定された患者に対し，少数の専門センターに限定して施行すべきであるとしている[2]。

わが国においては，関連学会により，「適応の確認者は，日本アレルギー学会または日本呼吸器学会の専門医で，喘息の治療に関連する十分な知識と経験を有していること」，施術は「日本呼吸器内視鏡学会専門医の指導の下に，手技に伴う合併症に対応できる施設において実施すること」とされている。しかし，専門センターへの症例集積というよりは，"気管支鏡ができる施設ならどこでもやってみる"という施設分散の方向へ進んでいる。

BTの手技自体は難しいものではないが，重症喘息患者に対する気管支鏡であり，慎重な症例選択と術前術後管理が必要であるし，症例を蓄積しての有効性の評価，解析が求められる。

文 献

1) Chung KF, et al:International ERS/ATS guidelines on definition, evaluation and treatment of severe asthma. Eur Respir J. 2014;43(2):343-73.
2) BTS Interventional Bronchoscopy Guideline Group:Summary of the British Thoracic Society guidelines for advanced diagnostic and therapeutic flexible bronchoscopy in adults. Thorax. 2011;66(11):1014-5.

（石井芳樹）

2 気管支サーモプラスティの原理とコンセプト

　ここでは，気管支サーモプラスティ(BT)の原理とそのコンセプトについて，基礎実験から動物実験，そして臨床応用までのトランスレーショナルリサーチについて解説する。

気管支喘息における気管支平滑筋の役割

　気管支喘息(以下，喘息)は，気道炎症に由来するシステイニルロイコトリエンやプロスタグランジンなどの気管支平滑筋収縮物質が産生・放出されることで，気管支平滑筋の収縮が惹起され気流閉塞が生じる病態である。したがって，治療としては気管支平滑筋の収縮を抑制するβ_2刺激薬やテオフィリン薬などの気管支拡張薬と，気道炎症を抑制する吸入ステロイドや抗ロイコトリエン薬などの抗炎症薬が用いられてきた。これらの薬剤を用いてもコントロールが不十分な難治性喘息に対する治療として，「それならば気道収縮の原動力となっている気管支平滑筋を除去したらどうか」という発想の転換が生まれた。

　元来，気管支平滑筋は咳の発生など以外に生理学的に重要な役割は持っていない。発生学的に，蠕動が必要な胃腸系と同じ前腸由来であるため平滑筋を有するが，虫垂や男性の乳房と同じような遺残物であるという意見もある[1]。しかしながら，喘息になると気管支平滑筋層の肥厚がみられる。この肥厚が気管支平滑筋の肥大(hypertrophy)，あるいは増殖(hyperplasia)のどちらによるものかについては議論がある。最近の研究ではfatal asthmaでもnon-fatal asthmaでもhypertrophyが中枢気道における平滑筋層肥厚の原因となっているが，fatal asthmaではhyperplasiaもみられるという[2]。

　気管支平滑筋は肥大・増殖して気道過敏性を亢進させるだけでなく，細胞外マトリクスの産生や炎症性サイトカイン，ケモカインの産生など，気道炎症や気道リモデリングの形成にも重要な役割を果たしており，喘息の病態進行に悪玉として大きく関わっている。「そのような平滑筋を減少させることができれば喘息は改善するのではないか？」という期待から，BTという着想に至った。

温熱による平滑筋減少という着想

それでは，どうやって気管支平滑筋を減少させるのか？

これまで，温熱負荷の医学的治療応用は多くの研究がなされてきた。悪性腫瘍に対する温熱療法のほか，冠動脈狭窄に対する温熱療法，前立腺肥大に対する温熱療法などの研究が行われてきた。悪性腫瘍に対する温熱療法で用いられるような43℃くらいまでの軽度の温熱負荷の場合，heat shock protein（HPS）などの誘導により機能的変化は起こるが，平滑筋の減少は起こらない。一方，生理学的な範囲を超えた温度（45～65℃）で前立腺肥大の治療を行った場合[3~6]，温熱負荷数週後には平滑筋が減少し，核のクロマチンの濃染像と反応性の低下がみられた[6]。温熱負荷の冠動脈疾患への治療応用は"thermal balloon angioplasty"として試みられたことがあり，50～100℃の範囲の温熱が試された[7~12]。結果として血管反応性は減少し，短期的には機能的効果を認めたものの，長期的には内膜の過形成と線維増殖による再狭窄が引き起こされるため，失敗に終わった。

このような前研究から，喘息の気管支においても温熱負荷によって平滑筋が減少させることができるのではないかという発想が生まれた。

気管支平滑筋に対する温熱作用

温熱負荷によって気管支平滑筋がどのように変化するのかは，あまり明確になってはいない。ウシの気道平滑筋を用いた温熱負荷の研究では，アセチルコリンによる平滑筋収縮に対する抑制効果は50℃以上の温熱負荷で認められ，55℃で完全に抑制された。しかし，このような作用は急性期だけの反応であり，組織学的に平滑筋のnecrosis（ネクローシス）やapoptosis（アポトーシス）を認めないため，BTの主たる作用メカニズムとは異なる。おそらく，蛋白質変性を介したアクチン‐ミオシン連関の破壊によって，平滑筋の機能が急激に喪失することによると考えられている[13]。

気管支平滑筋を減少させることを目的とした温熱治療の基礎試験は，イヌを用いて行われた[14, 15]。まず温熱の程度を検討するため，55，65，75℃で比較した。高周波による55℃の加熱では気道壁にほとんど変化がなかったが，65℃の加熱では50％程度まで平滑筋量が減少することが確認され，その効果は3年まで持続した（図1）[14]。高周波電極による加熱の組織への作用は熱損傷であり，すべての気道の細胞は熱によって傷害を受けるが，平滑筋以外の細胞は修復する。上皮が最初に再生し，3~6週程度で粘液腺の再生を含め改善する。しかし平滑筋の修復は起こらず，12週を超えた時点で処

置部位と非処置部位の違いは平滑筋量の減少のみとなる。瘢痕や収縮は認めなかった（図2）[14]。メサコリンの気管支内局所投与にて，温熱処置気管支では非処置気管支でみられる収縮はほとんど認めなかった（図3）[16]。温熱処置した気管支内平滑筋量の減少程度とメサコリン局所投与に対する気道過敏性（気管支収縮程度）は，良い逆相関を示した（図4）[14]。

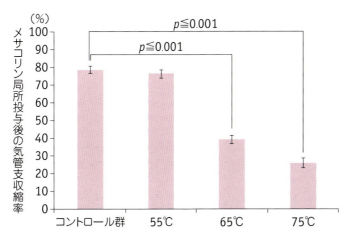

図1 ▶ BT処置温度別のメサコリン局所投与後の気管支収縮率

BT処置されたイヌの6カ月後〜3年後までの平均値。55℃では非処置コントロール群と差がなかったが，65℃，75℃では有意な収縮の抑制が認められた。
（文献14より引用）

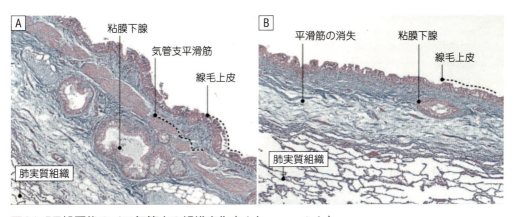

図2 ▶ BT処置後のイヌ気管支の組織変化（trichrome stain）

A：非処置気管支。粘膜下層に気管支平滑筋層（ASM）を認める。
B：BT処置気管支，65℃処置12週間後。気道全周にわたって平滑筋層を認めない。一方，肺実質組織や，上皮，粘膜下腺などには異常を認めない。

（文献14より転載）

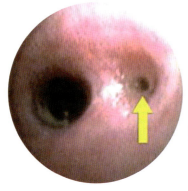

図3 ▶ BT処置後メサコリン局所投与による気道収縮

熱処理を施行した気管支はメサコリン局所投与によっても収縮しないが（左），無処理の気管支は著明に収縮している（右）。

(文献16より転載)

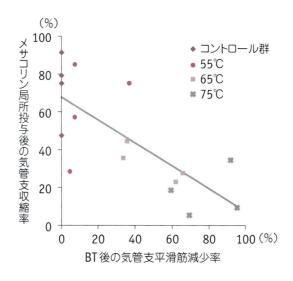

図4 ▶ BT処置後の気管支平滑筋減少率と気管支収縮率（メサコリン局所投与後）の相関

BT処置後の，平滑筋の減少した気管支ほど気道過敏性は低下した。

(文献14より引用)

　前立腺における平滑筋に対する作用の研究結果から，おそらくapoptosisやオートファジーなどによって平滑筋が減少するものと考えられている。熱損傷によってすべての気道細胞が傷害を受けるが，平滑筋細胞以外は再生する。平滑筋が熱に感受性が高いという考えもあるが，なぜ平滑筋だけが再生してこないのか理由は明らかでない。

ヒト気管支への温熱治療の効果

　動物実験の結果を受けて，ヒトでも安全に施行できるか，またヒトでも動物実験でみられた気管支平滑筋減少効果が認められるのかを検討するための試験が行われた[17]。肺癌にて3週間以内に肺葉切除予定の患者に対して，Alair™のシステムを用いて切除

予定肺葉の病変から離れた区域支の健常部位に温熱負荷を施行し，手術後，切除肺の病理変化を検討した．全8例のうち2例には55℃，6例は65℃の温熱を付加した．手技に伴う合併症は認めず，施行後5日目と13日目に，2例の4気管支で気道の狭窄と粘液の増加がみられたが，2週間目では施行部位に軽度の発赤と浮腫を認める程度で，それ以降は，瘢痕などの異常も認めなかった．

組織学的検討では，55℃の処置群の平滑筋の変化は気管支全周の5％までのわずかなものであった．気道上皮もほとんど正常で，わずかに再生上皮を認めた．粘液腺に局所的なmetaplasiaを認める部位があった．これに対して65℃の処置群では，平滑筋の減少が顕著にみられ，個体差はあったものの平均して全周の50％に減少が認められた（図5）[17]．粘液腺のnecrosisやmetaplasiaのほか，気管支軟骨周囲血管の血栓，軟骨の限局性壊死や再生変化も認められた．また，処置気管支周囲に非感染性のリンパ球浸潤を伴う間質性肺炎（27％）や，温熱による肺実質の凝固壊死と思われるfocal necrosis（25％）を認めた．

以上の結果から，イヌにおける検討と同様にヒトでも65℃の温熱負荷によって気管支平滑筋の有意な減少を得ることが証明された．この研究では，粘液腺の変化も認めたが，イヌの実験で粘液腺は再生修復がみられているため[14]時間とともに修復してしまい，粘液腺の減少効果はみられないのかもしれない．

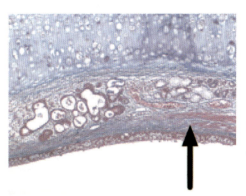

図5 ▶ 65℃でのBT処置20日後に肺切除を行った症例の組織像

トリクローム染色（×400）．上皮下の平滑筋層は矢印より左側には認められない．
（文献17より転載）

気管支喘息に対する気管支サーモプラスティの作用

実際の喘息症例に対するBTの影響を組織学的に検討するには，気管支粘膜の生検によるしかない．これについては別項で詳細に述べるが（☞p83），喘息症例においてもBT前後で気管支平滑筋の有意な減少が認められることが確認されている[18, 19]．平滑筋の減少は，平滑筋が主要な産生源の1つとなっているサイトカインの産生の減少を伴って

おり，気道リモデリングを減少させる意義がある。BT前後での気管支生検の検討で，生検組織中の平滑筋量の減少（α-SMAの減少）に比例して，BALF（bronchoalveolar lavage fluid，気管支肺胞洗浄液）中のTGF-βとRANTES濃度の減少およびapoptosis誘導作用を持つtumor necrosis factor-related apoptosis-inducing ligand（TRAIL）の増加がみられたことが報告されている[20]。

気管支サーモプラスティの有用性を裏づけるもう1つのメカニズム

BTが効果を示す主要なメカニズムは気道平滑筋の減少と考えられるが，これに加えてもう1つのメカニズムが存在する可能性が指摘されている。それが，迷走神経のdenervation（除神経）である[21]。温熱により気道に分布する迷走神経が切断されれば，アセチルコリンを介する気道収縮や粘液の過分泌は抑制できる。最近，喘息の気道収縮に対する抗コリン薬の有効性が明確となり，長時間作用型吸入抗コリン薬であるチオトロピウムが喘息の適用を取得している。現在，COPDの治療として温熱によって気管支の内腔を処理し，迷走神経を切断し，効果を検討するという試みが行われている[21]。

BTの効果にdenervationがどの程度関わっているかは明らかでないが，BT前後の気管支生検では，気道粘膜における神経分布がBT後に減少することが示されている[22]。

気管支サーモプラスティの今後

BTが気管支平滑筋を減少させる治療ということであれば，より平滑筋の肥大増殖が強い症例に有効性が高いかもしれない。一方で，気道壁の線維化が強くリモデリングの進んだ症例などは改善の余地が少ないかもしれない。これまでの知見からBTによって気道平滑筋が減少することは間違いないと思われるが，その減少程度には個体差がみられる。

処置気管支は内径3mm以上の比較的中枢気管支であるが，それより末梢の気管支の平滑筋は残存するのか，あるいは周辺の気管支肺にまで温熱が伝導するため，より末梢気管支であっても効果がみられるのか，平滑筋の減少程度と気道過敏性が相関するのか（健常なイヌでは相関あり），activation（温熱処置）の回数によって効果に差が出るのか，など様々な問題が未解決であるが，今後の研究で明確になることを期待したい。

文 献

1) Mitzner W：Airway smooth muscle：the appendix of the lung. Am J Respir Crit Care Med. 2004；169(7)：787-90.

2) James AL, et al：Airway smooth muscle hypertrophy and hyperplasia in asthma. Am J Respir Crit Care Med. 2012；185(10)：1058-64.

3) Devonec M, et al：Clinical response to transurethral microwave thermotherapy is thermal dose dependent. Eur Urol. 1993；23(2)：267-74.

4) Gravas S, et al：Thermotherapy and thermoablation for benign prostatic hyperplasia. Curr Opin Urol. 2003；13(1)：45-9.

5) 小川正至，他：加温によるモルモット精管平滑筋のα1受容体の結合動態と組織学的変化．日泌会誌．1998；89(9)：739-48.

6) 朴 英哲，他：前立腺高温度治療の効果発現メカニズムに関する基礎的研究．日泌会誌．1995；86(8)：1360-67.

7) Abrams SE, et al：Radiofrequency thermal angioplasty maintains arterial duct patency. An experimental study. Circulation. 1994；90(1)：442-8.

8) Kang T, et al：Heat-induced changes in the mechanical behavior of passive coronary arteries. J Biomech Eng. 1995；117(1)：86-93.

9) Mitchel JF, et al：Effect of low grade radiofrequency heating on arterial vasospasm in the porcine model. Cathet Cardiovasc Diagn. 1997；42(3)：348-55.

10) Ohkubo M, et al：Histological findings after angioplasty using conventional balloon, radiofrequency thermal balloon, and stent for experimental aortic coarctation. Pediatr Int. 2004；46(1)：39-47.

11) Post MJ, et al：Thrombogenicity of the human arterial wall after interventional thermal injury. J Vasc Res. 1996；33(2)：156-63.

12) Sreeram N, et al：Radiofrequency thermal balloon angioplasty in an experimental model of peripheral arterial stenosis. Int J Cardiol. 2000；74(1)：25-32.

13) Dyrda P, et al：Acute response of airway muscle to extreme temperature includes disruption of actin-myosin interaction. Am J Respir Cell Mol Biol. 2011；44(2)：213-21.

14) Danek CJ, et al：Reduction in airway hyperresponsiveness to methacholine by the application of RF energy in dogs. J Appl Physiol(1985). 2004；97(5)：1946-53.

15) Brown RH, et al：Effect of bronchial thermoplasty on airway distensibility. Eur Respir J. 2005；26(2)：277-82.

16) Cox PG, et al：Radiofrequency ablation of airway smooth muscle for sustained treatment of asthma：preliminary investigations. Eur Respir J. 2004；24(4)：659-63.

17) Miller JD, et al：A prospective feasibility study of bronchial thermoplasty in the human airway. Chest. 2005；127(6)：1999-2006.

18) Pretolani M, et al：Reduction of airway smooth muscle mass by bronchial thermoplasty in patients with severe asthma. Am J Respir Crit Care Med. 2014；191(10)：1452-4.

19) Chakir J, et al：Effects of Bronchial Thermoplasty on Airway Smooth Muscle and Collagen Deposition in Asthma. Ann Am Thorac Soc. 2015；12(11)：1612-8.

20) Denner DR, et al：Airway Inflammation after Bronchial Thermoplasty for Severe Asthma. Ann Am Thorac Soc. 2015；12(9)：1302-9.

21) Slebos DJ, et al：Targeted lung denervation for moderate to severe COPD：a pilot study. Thorax. 2015；70(5)：411-9.

22) Pretolani M, et al：Effectiveness of bronchial thermoplasty in patients with severe refractory asthma：Clinical and histopathologic correlations. J Allergy Clin Immunol. 2017；139(4)：1176-85.

（石井芳樹）

3 臨床成績：米国を中心とした4つのスタディ

　ヒトへの初めての気管支サーモプラスティ（BT）は，9例の肺癌の切除予定の気管支に対して行われた。BTに伴う重篤な合併症はなく，手術により摘出された肺の気管支の平滑筋は減少がみられた[1]。気管支喘息に対しての有効性が期待され，以下の臨床試験が行われた。

feasibility試験：気管支喘息に対しての気管支サーモプラスティの少数例での検討

　BTの安全性，呼吸機能・気道過敏性への効果をみる目的で，軽症～中等症の気管支喘息（平均の%$FEV_{1.0}$ 82.8%）に対してBTが施行された[2]。2000年10月～2002年6月の間に2施設で16例に施行し，2年間の観察を行った。気管支鏡手技に関連した処置後の一時的な副作用がみられたが，許容できるものであった。気道過敏性の改善，ピークフローの改善，喘息に関連した無症状期間の延長がみられた。

　安全性を確認する目的のコントロールを置いていないシングルアームの試験であり，効果の確認にはさらなる試験が必要であった。

AIR試験：気管支サーモプラスティの大規模なランダム化試験

　気管支喘息に対する初めてのランダム化試験は，AIR試験（Asthma Intervention Research Trial）と呼ばれる。%$FEV_{1.0}$が60～85%の，中等度から重症の患者112例に対して行われた試験である[3]。プライマリーエンドポイントは，長時間作用型β_2刺激薬（LABA）を中止した時の発作の頻度であった。BT群では，発作の頻度が治療前よりも減少したが，コントロール群は試験開始時と同様であった［-0.16 ± 0.37（回/週）vs 0.04 ± 0.29（回/週），$p=0.005$］。12カ月後の評価では，喘息関連の症状がない期間の延長，ACQの改善（-1.2 ± 1.0 vs -0.5 ± 1.0），AQLQスコアの改善（1.3 ± 1.0 vs 0.6 ± 1.1），朝のピークフローの改善［39.3 ± 48.7（L/分）vs 8.5 ± 44.2（L/分）］をBT群で認めている。なお，気道過敏性および1秒量の改善は認めていない。処置

後に一時的な合併症がみられたものの，その後の副作用はコントロール群と同様であった。

この試験ではシャムコントロールを置いていないため，BTによるプラセボ効果が否定できなかった。ただし，12カ月後においてもBT群ではピークフローの改善を認めており，プラセボ効果を超えるものと考えられた。

RISA試験：重症例に対しての気管支サーモプラスティ

フルチカゾン750μg/日相当以上を含んだ加療をしていても症状の残存する重症例を対象に，安全性・有効性を確認する試験が行われた。これがRISA試験（Research in Severe Asthma Trial）である[4]。BT群15例の%$FEV_{1.0}$の平均は62.9%，コントロール群17例は66.4%で，普段からのステロイド内服もそれぞれの群で8例，7例と，実際に重症例が試験に組み込まれた。この試験では，22週の時点で%$FEV_{1.0}$の改善がBT群で+14.9%，コントロール群は-0.9%と，介入群で呼吸機能の有意な改善がみられ，発作治療薬の減少，ACQスコアの改善がみられた。BT群では処置後に喘息症状の一時的な悪化がみられ，15例のうち4例で計7回の入院が必要であった。

AIR2試験：FDAの承認を目的としたシャムコントロールを置いた大規模二重盲検試験

それまでの試験でBTによる喘息症状の改善を認めていたが，対象が非介入というだけで真のプラセボコントロールでなく，BT施行群の症状改善がプラセボ効果によるものではないかという疑念を抱かれていた[5]。

そこでAIR2試験（Asthma Intervention Research Trial 2）では，288例の重症喘息の患者が2:1の割合でBT群，シャムコントロール群に分けられた[6]。シャムコントロール群では，BT群と同様に，麻酔薬での鎮静下に気管支内視鏡でカテーテル操作を行った。activation時に"機械音はするものの通電が行われない"設定であった。内視鏡施行者と評価者を分けており，評価者および被験者には，治療群かシャム群かは盲検化されていた。

プライマリーエンドポイントは，ベースラインからの6カ月，9カ月，12カ月後のAQLQスコアの0.5以上の改善の割合であった。

2005年10月から登録が始まり，196例がBT群，101例がシャム群にランダム化された。患者背景を**表1**[6]に示す。

ITT集団でのAQLQスコアはBT群で1.35±1.10，シャム群で1.16±1.23の改善がみられた。また，AQLQの臨床上有意な改善とみられる0.5以上のスコアの改善が

表1 ▶ AIR2試験の患者背景：ITT集団

	BT群（n=190）	シャム群（n=98）
年齢	40.7	40.6
性別（男性）	81（42.6％）	38（38.8％）
気管支拡張薬吸入前の1秒量（％予測値）	77.8％	79.7％
吸入ステロイド（ベクロメタゾン換算/日）	1961μg	1835μg
AQLQスコア	4.30	4.32
経口ステロイド使用	7（3.7％）	1（1.0％）
オマリズマブ使用	2（1.1％）	3（3.1％）

1秒量（％予測値）が60％以下の症例は除外され，経口ステロイドおよびオマリズマブ使用は5％以下であった。

（文献6より引用）

達成された比率は，BT群で78.9％，シャム群で64.3％であり，BT群で有意に改善した症例が多くみられた。

一方，セカンダリーエンドポイントはBT群の優位性が明瞭に示された。治療終了の6～52週目において，BT群はシャム群に比べて有意に重篤な発作や救急外来の受診が少なく，喘息による仕事や学校の欠席も少なかった（**図1**）[6]。

なお，シャム群においてもAQLQスコアの改善がみられているが，気管支喘息に対する抗体薬の治験でも，同様のQOL改善のプラセボ効果が認められている[7]。

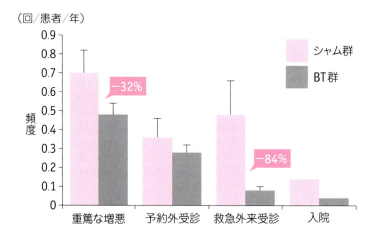

図1 ▶ AIR2試験でのBTもしくはシャム処置後1年間の喘息関連イベントの頻度

BT群では重篤な増悪，救急外来受診が有意に少なかった。

（文献6より引用）

長期の効果・安全性の研究および実臨床での評価

　上記試験にて，BT後1年の短期的な効果は示されたが，長期効果・安全性は不明であったため，AIR2試験後の5年間の観察研究が報告されている[8]。AIR2試験でのBT群のうち85％が長期観察された。重篤な発作，救急外来受診が治療前よりも減少した。効果は5年間維持され，呼吸機能の悪化やCTでの構造変化はみられなかった（図2）[6]。AIRおよびRISA試験での長期効果も同様に示されている[9, 10]。

　米国食品医薬品局（FDA）は，重症喘息の治療として2010年4月にBTを承認したが，市販後に長期の安全性・有効性を確認することが求められた。Post-Approval Study（PAS2）として2014年10月までに284例が登録され，現在5年間の経過観察中である。2017年5月の米国胸部医学会（ATS）で，観察期間2年での中間解析の結果が発表された。経口ステロイド内服が19.4％，オマリズマブ使用が15.8％と，治験よりも重症患者が登録されたが，治療前に比べて治療1年後，2年後の発作・入院の減少等の有効性が示されている[11]。

　日本での承認は，海外で先行しているBT治療を導入するために，日本アレルギー学会，日本呼吸器内視鏡学会より厚生労働省へ"ニーズの高い医療機器としての申請"を行い，海外のAIR2試験の結果をもって薬事承認が下りた。承認時点で日本人での安全性，有効性のデータがないため，承認条件として300例の市販後調査をPMDAから求められ，進行中である。

　現在までの介入試験，観察研究，市販後調査にて，BTの短期的・長期的なQOLを中心とした効果や安全性は確固たるものとなっている。ただし，どのような患者に効果があるのか，抗体薬とどのように使い分けるかなどの疑問に対する答えは今後の研究の結果を待たねばならない。

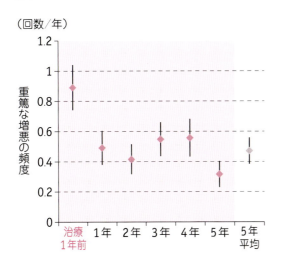

図2 ▶ AIR2試験におけるBTの長期効果

治療後5年間において，重篤な増悪の頻度の減少効果が持続している。

（文献8より引用）

症例 1　気管支サーモプラスティが奏功したasthma-COPD overlap（ACO）の1例

40代，男性

BTの希望にて紹介受診。発作がない時もmMRC grade2の呼吸困難あり。夜間起床なし。冬に感冒などをきっかけとして発作がみられ，発作時の苦しさと仕事を休むのがつらいとの訴えであった。

既往歴：副鼻腔炎，アトピー性皮膚炎，アレルギー性鼻炎いずれもなし。ステロイド性糖尿病，高尿酸血症。

生活歴：自動車整備（塗装はしない）。

家族歴：兄が気管支喘息。

喫煙歴：8本×27年間（現喫煙）。

現病歴：小児発症の気管支喘息。高校時代に改善後，8年前に再燃し前医を通院。大発作で5日間の人工呼吸器管理の既往あり。その後もプレドニン®9mgを継続内服。年に4～5回は発作にてプレドニン®30mgを5～7日間内服。

検査所見：WBC 10100/μL（好酸球1.5％），IgE 437IU/mL。RASTはスギ，アスペルギルス，カンジダ，ゴキブリ，力，ダニなどで陽性。現喫煙者で気腫性変化もあり，$FEV_{1.0}$ 1.36L（35.3％），$FEV_{1.0}$％ 31.1％と高度の閉塞性障害あり。

治療薬：プレドニン®9mg，シムビコート®2吸入×2回，エンクラッセ®1吸入×1回，シングレア®10mg，テオフィリン徐放性製剤800mg，クラリスロマイシン200mg，カルボシステイン。

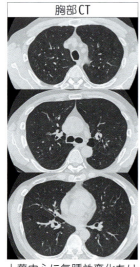

胸部CT

上葉中心に気腫性変化あり。

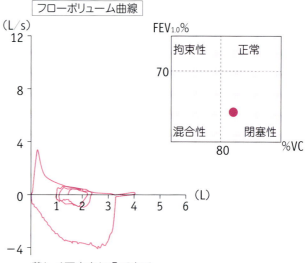

フローボリューム曲線

著しく下向きに凸である。

気管支サーモプラスティ治療

仕事を休めないため，夏季休暇に右下葉に対してBTを施行した。77回焼灼。対極板の貼付部位に熱傷を生じたほかに合併症はなく，3日間の入院のみ。

労作時呼吸困難が消失し，胸部のすっきり感あり。プレドニン®を8mgに減量。1秒量は1.38Lから1.59Lへと改善した。

年末の休暇に，左下葉に対するBTを施行。86回焼灼。合併症はなく，3日間の入院のみ。退院後，プレドニン®は7mgに減量した。患者によれば「1年前の冬は朝に動けなかったが，今年は元気」とのことである。3月に年度末の疲労から発作。10mg増量して3日間内服したものの，治療前よりも発作の頻度は減少した。3回目のBTを夏季休暇に行い，プレドニン®を6mgに減量した。

考察

多くの臨床試験では，10 pack-year以上の喫煙歴のある気管支喘息は組み入れの除外項目となっていた。肺気腫合併であっても気管支喘息の存在が明らかであったため，BTの効果を期待して処置を行った。BT承認後の実臨床下のデータを集積する必要があると考える。

文　献

1) Miller JD, et al: A prospective feasibility study of bronchial thermoplasty in the human airway. Chest. 2005; 127(6): 1999-2006.

2) Cox G, et al: Bronchial thermoplasty for asthma. Am J Respir Crit Care Med. 2006; 173(9): 965-9.

3) AIR Trial Study Group: Asthma control during the year after bronchial thermoplasty. N Engl J Med. 2007; 356(13): 1327-37.

4) RISA Trial Study Group: Safety and efficacy of bronchial thermoplasty in symptomatic, severe asthma. Am J Respir Crit Care Med. 2007; 176(12): 1185-91.

5) Laxmanan B, et al: Advances in Bronchial Thermoplasty. Chest. 2016; 150(3): 694-704.

6) AIR2 Trial Study Group: Effectiveness and safety of bronchial thermoplasty in the treatment of severe asthma: a multicenter, randomized, double-blind, sham-controlled clinical trial. Am J Respir Crit Care Med. 2010; 181(2): 116-24.

7) Corren J, et al: Lebrikizumab treatment in adults with asthma. N Engl J Med. 2011; 365(12): 1088-98.

8) Wechsler ME, et al: Bronchial thermoplasty: Long-term safety and effectiveness in severe persistent asthma. J Allergy Clin Immunol. 2013; 132(6): 1295-302.

9) AIR Trial Study Group: Long-term (5 year) safety of bronchial thermoplasty: Asthma Intervention Research (AIR) trial. BMC Pulm Med. 2011; 11: 8.

10) Research in Severe Asthma Trial Study Group: Safety of bronchial thermoplasty in patients with severe refractory asthma. Ann Allergy Asthma Immunol. 2013; 111(5): 402-7.

11) Geoffrey C, et al: Long-term outcomes of bronchial thermoplasty in subjects with severe asthma: a comparison of 3-year follow-up results from two prospective multicentre studies. Eur Respir J. 2017; 50(4). pii: 1750017.

（馬場智尚）

4 気管支サーモプラスティの適応と患者選択

　気管支鏡手技が可能であり，かつ高用量の吸入ステロイド（ICS）および長時間作用型β_2刺激薬（LABA）で喘息症状がコントロールできない18歳以上の重症喘息患者に対し，2015年4月から保険診療での気管支サーモプラスティ（BT）が実施可能となった。

　BTにより重症発作，救急受診，あるいは通勤・通学不能な日の有意な減少など，喘息関連QOLの改善が期待されるが[1]，現時点ではBTの効果を予測する明確なバイオマーカーは特定されていない。また5年を超える長期予後も不詳であり，合併症を含めて症例を追跡調査し，知見を蓄積していく必要がある。さらにBTは3回の手技および入院を要する高額な治療であり，抗体製剤等の治療と比較した費用対効果についても検討していく必要がある。

気管支サーモプラスティの適応とは

　Trivediらの総説では，ICSをはじめとする薬剤でも管理が困難で，かつ慢性的な気流閉塞が有意な症例や，抗IgE抗体や抗IL-5抗体製剤が無効あるいは適応にならない症例がBTの対象として考慮されるとし，BT適応のバイオマーカーの候補として，気道リモデリング，気道壁の肥厚を挙げている[2]。実際に，画像上BT後に気管支壁肥厚の改善が得られたとの報告[3]がある一方で，同程度の気管支壁肥厚がありながらBT後の臨床経過が対照的であった症例の報告もあり[4]，バイオマーカーとしての有用性に関してはまだ知見の集積の必要があると思われる。

　BTの適応を考える上で，対象患者の喘息治療が十分に行われているか，特に吸入薬の使用が適切に行われているかの確認は重要である。高用量ICS＋LABA，または中〜高用量ICS＋LABAに内服ステロイド（OCS）を処方されている患者を抽出し，アンケートに回答した2,312人を解析したオランダの研究によると，これらの高度な治療を行っても管理困難とされた688人の患者のうち，349人は処方箋内容の検討よりICS使用のアドヒアランスが80％未満と判断された。残りの患者の吸入手技をサンプリング調査したところ，正確に吸入できた患者は約40％であり，結果的に当初薬剤による管理が困難と判断された患者の約80％が吸入薬へのアドヒアランスや手技に問題

があったとされている[5]。

上記をふまえると，現時点ではICS，LABA等の吸入薬のアドヒアランス確認および吸入指導を含む内科的治療を十分に行っても症状の緩和が得られず，また抗体製剤の適応がないか無効であった喘息患者を中心にBT治療の適応を検討するべきと考えられる。なおBTの費用対効果および重症喘息治療における位置づけについては，それぞれ別項を参照されたい（☞p93，p100）。

気管支サーモプラスティの実施に必要な患者側の条件

BTは経気管支鏡的にプローブを挿入し，通電して加熱する手技であり，体内の医用電子機器に悪影響を与える可能性がある。またBT後にはほぼ確実に喘息が悪化することから，喘息のコントロールが良い時期に行う必要がある。さらにBT後には無気肺や周囲肺組織の炎症がみられることから，BT後の感染症を予防する上でも呼吸器感染症併発症例は避けるべきである。

BTの有害事象として血痰・喀血の報告がある[1]。実際に，BT中の軽度の気道出血はよく経験される有害事象である（図1）。また縦隔血腫を併発したという症例報告もあり[6]，安全性の面から血液の凝固障害がない症例を選択すべきと考える。なお，現時点ではBT治療を繰り返すことに関する効果や危険性に関するエビデンスはないため，再治療は推奨されない。

BTを実施する上で，患者に必要な条件として7つの項目が挙げられている（表1）。

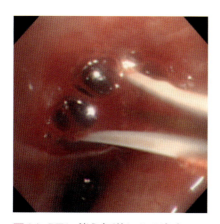

図1 ▶ BTに伴う気道からの出血
通常特に処置は必要としないが，出血傾向のある患者の場合は注意が必要である。

表1 ▶ BTを実施する上で必要な患者側の条件

① ペースメーカーや体内式除細動器等の植込み型医用電気機器を装着していない
② 気管支鏡検査の前処置に使用する薬剤へのアレルギーがない（リドカイン，アトロピン，ベンゾジアゼピン，など）
③ BTの治療履歴がない
④ 呼吸器感染症に罹患していない
⑤ 過去14日間に喘息増悪または経口ステロイド薬の用量変更を行っていない
⑥ 血液凝固障害がない
⑦ 気管支鏡検査時に中止する薬剤の中止が可能（抗凝固薬，アスピリン，NSAIDs，など）

気管支サーモプラスティにおいて注意すべき症例

　米国食品医薬品局（FDA）承認の契機となったAIR2試験は，慢性副鼻腔炎や頻回の呼吸器感染症の既往のある者，肺気腫を有する症例，および1秒量が予測値の60％未満の者は除外されており[1]，このような患者に対するBTの効果や安全性については十分な知見が確立している状況ではない。

　なお，肺機能については，少数例ながら1秒量が予測値の50〜60％の症例を含む重症喘息患者にBTを行い，安全に実施可能であったとした報告もある[7]。

　AIR2試験では，10 pack-year未満の1年以上禁煙している患者を対象としていることから[1]，重喫煙歴を有する，たとえばCOPD合併喘息患者（ACO）に対するBT治療のエビデンスも不足している状況である。またこれまでのほとんどのBTの臨床研究は18〜65歳までを対象としており，65歳以上の高齢者に対する効果や危険性に関する情報も不十分であり，注意してBTを行う必要がある。

　小柄で，かつ気道壁肥厚が著しい患者においては，肺機能的な問題に加えて3mm以上の気道径を有するBT実施が可能な気管支の範囲が非常に絞られ，十分な治療が困難な場合がある。BT計画時に胸部CTを詳細に観察し，あらかじめBTが実施可能か確認しておく必要がある（図2）。

　なお，BT実施時に気管支動脈に仮性動脈瘤を生じ，縦隔出血をきたした症例報告があり，BT実施時に気管支壁をよく観察し，拍動を伴う隆起性病変等気管支動脈の関与を疑わせる表在性病変を認めた場合は，同部位に対するBTは差し控えるほうが安全と思われる[6]。

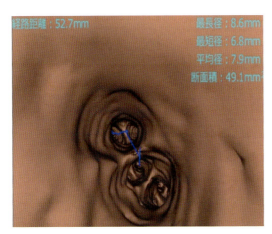

図2 ▶ DirectPath® 画像

気管支ナビゲーション用のソフトウェアであるDirectPath®では，気管支内径および奥行きを測定することが可能である。BT治療前に処置可能な気管支の範囲および必要とする処置回数をあらかじめ検討することができる。

症例2 気管支サーモプラスティが奏功したステロイド依存性重症喘息の1例

55歳，男性
35歳頃から喘息発作が再燃，晩秋から春にかけて喘息悪化を繰り返すようになり，しだいに喘息発作が頻回となった。主治医より症状の緩和とステロイド減量，離脱を目的にBTを勧められ当院紹介となった。

現病歴：幼少期に小児喘息の既往がある。近医にて吸入ステロイド投与，テオフィリン製剤投与，および発作時の経口ステロイドの投与を受けていたが，症状は悪化傾向にあった。その後喘息専門医を受診し，重症喘息の診断を受けた。

治療薬：ICS＋LABA，長時間作用型抗コリン薬吸入，ロイコトリエン受容体拮抗薬，抗IgE抗体製剤および経口メチルプレドニゾロン4mg隔日投与等で管理を行い，さらに発作時には短時間作用型の気管支拡張薬を使用することでやや症状は軽快した。しかし，ステロイド常用による肥満や潜在性副腎不全等の合併症を併発した。

気管支サーモプラスティ治療

喘息の状況の良い時期を選び，BT治療3日前からプレドニゾロン50mg投与を行い，手術室において全身麻酔管理下で3〜4週の間隔をあけて計3回のBTを施行した。BT処置により気管支粘膜の発赤，浮腫が認められたが，術中には気管支喘息発作は誘発されなかった。術後は処置をした各肺葉の浸潤影あるいは無気肺を認め，さらに一過性の低酸素血症，咳や喘鳴等の喘息症状および肺機能の悪化を認めた。経口ステロイド等の治療にて改善し，1週間程度で退院が可能となった。

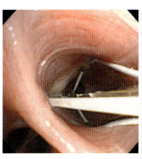
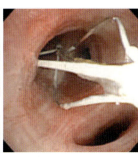

BT実施中の所見：
処置開始直後は気管支粘膜の所見はほぼ正常であり分泌物も少なかったが（左），処置が進むにつれ，粘膜は発赤，浮腫状となり気道分泌物も増加した（右）。

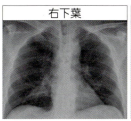
右下葉
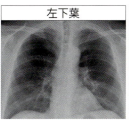
左下葉
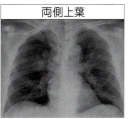
両側上葉

BT翌日の胸部単純X線所見：
治療対象肺葉に浸潤影あるいは一部無気肺を認めたが，いずれも1週間程度で消退した。

考察

合併していた睡眠時無呼吸症候群に対しても持続陽圧呼吸療法（continuous positive airway pressure：CPAP）を導入し経過観察したところ，BT術後自覚症状の著明な改善を認め，AQLQスコアは術前4.6から3カ月後6.0，1年後には6.9へと改善した。BT後1年目の時点で抗IgE抗体による治療は継続されているものの，メチルプレドニゾロンは2mg隔日投与となり，離脱が検討されていた。また，病状の悪い時期にはほぼ毎日認めた喘息発作が月1日程度へ減少し，予定外受診もほとんどなくなった。

文 献

1) AIR2 Trial Study Group：Effectiveness and safety of bronchial thermoplasty in the treatment of severe asthma: a multicenter, randomized, double-blind, sham-controlled clinical trial. Am J Respir Crit Care Med. 2010;181(1):116-24.

2) Trivedi A, et al：Bronchial thermoplasty and biological therapy as targeted treatments for severe uncontrolled asthma. Lancet Respir Med. 2016;4(7):585-92.

3) Ishii S, et al：Use of 3D-CT airway analysis software to assess a patient with severe persistent bronchial asthma treated with bronchial thermoplasty. Allergol Int. 2017;66(3):501-503.

4) Kirby M, et al：Bronchial thermoplasty in asthma: 2-year follow-up using optical coherence tomography. Eur Respir J. 2015;46(3):859-62.

5) Hekking PP, et al：The prevalence of severe refractory asthma. J Allergy Clin Immunol. 2015;135(4):896-902.

6) Nguyen DV, et al：Bronchial Artery Pseudoaneurysm With Major Hemorrhage After Bronchial Thermoplasty. Chest. 2016;149(4):e95-7.

7) RISA Trial Study Group：Safety and efficacy of bronchial thermoplasty in symptomatic, severe asthma. Am J Respir Crit Care Med. 2007;176(12):1185-91.

（峯下昌道）

5 施行スケジュールと患者への説明

　重症喘息に対する新しい治療法である気管支サーモプラスティ（BT）が2015年4月に保険適用となり，2年以上が経過した。従来とは異なるアプローチによる喘息治療として認知度も高まってきている。全国の多くの施設にて実施可能となり，その恩恵を受けることができる重症喘息患者数も増加している一方で，これから導入する施設においては施行スケジュールやリスク・ベネフィットをふまえ，どのように患者へ説明すべきか戸惑うことも多い。

　ここでは，施行スケジュールおよび患者への説明方法などに関して経験例をもとに述べる。

施行スケジュール

　BT治療は，3回に分けて行う。1回目は右下葉，2回目は左下葉，3回目は両側上葉の気管支に対して治療を行い，それぞれ最低3週間以上の間隔をあけて行う（図1）。

　ただし，各治療14日前より患者の状態を十分把握する必要がある。治療施行基準として，治療前14日以内に喘息症状増悪および内服ステロイド量に変更がないことが挙げられる。治療開始3日前より治療翌日までの5日間，50mg相当のプレドニン®を服用する（図2）。治療開始前の呼吸機能検査は非常に重要であり，平常時よりも低下していた場合はBT中止も考慮される。

患者への説明

　図3は，筆者らの施設（以下，当院）にて，どのようなきっかけで患者がBTを受けたかを示したものである。外来フォロー中の患者が最も多いが，それ以外ではインターネットなどの媒体を通じてBTのことを知り，自ら「治療を受けたい」と受診した患者も比較的多いことがわかる。患者自ら治療を受けたいとのことで受診した場合，説明から同意を得るまでの時間は比較的短時間である。

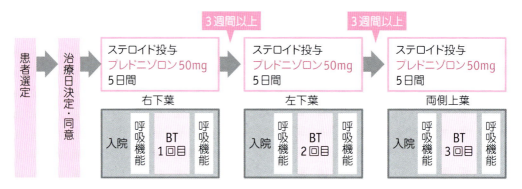

図1 ▶ BT治療の流れ
BTは必ず入院で行う。

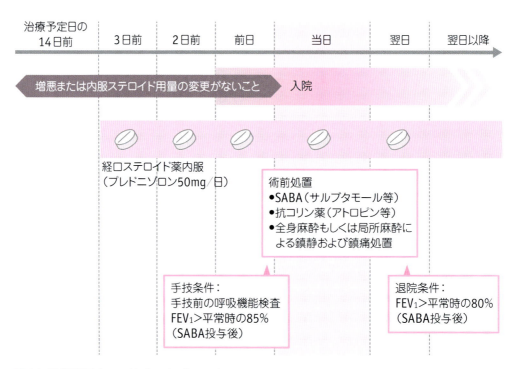

図2 ▶ 手術当日までの治療スケジュール

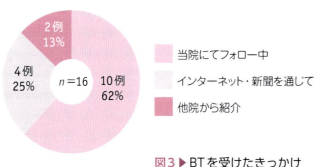

図3 ▶ BTを受けたきっかけ

一方，フォロー中の患者に対して治療選択肢の1つとしてBTを勧める場合は，同意取得までにはそれなりの時間がかかると考える。

　BT治療に関して，患者への説明としてリスクを説明することは当然であるが，現在の状況を打破したいと考えている患者の立場からすると，BTを受けることによるメリットはどのようなことかが最も知りたいところだと思われる。現在，BTの有効性を示したデータは主に海外からの報告であり，日本人に対してのデータが不足している感は否めない。複数例を経験している施設であれば，経験例をもとに説明をすることも可能であるが，これから新たに導入しようと考えている施設においては具体的な経験例を話すことが難しいため，同意取得までに時間を要することを十分に考慮しておく必要がある。

　BT実施経験のある医師への聞き取り調査においても，患者への説明時間と治療受け入れ率はある程度相関がみられた（図4）。

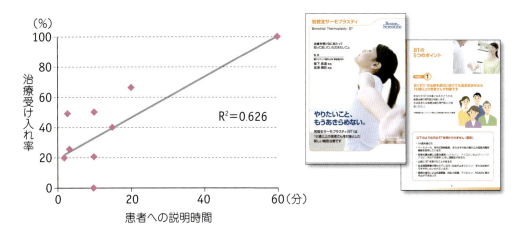

図4 ▶ 患者への説明時間と同意取得率

2015年7月に，日本国内にてBT実施の経験のある医師10名に対して行われた聞き取り調査。十分な時間をかけるほど，同意される率が高まる。Boston Scientific社によるパンフレット等を併用するのもよい。
（Boston Scientific社による調査）

説明内容

　説明内容としては，ベネフィットとして主に米国で行われたスタディで，有効性を示す結果が得られたこと，5年以上の長期にわたりその効果が持続していることを示す。リスクとして，治療施行直後は一時的な呼吸器症状（喘息発作など）を呈する場合があることを示す[1,2]。

　当院では，フォロー中の患者に対する説明の際，患者の性差，年齢により重点的に話す内容を変えている（表1）。たとえば，20〜30代の女性の場合，妊娠・出産などのイベントも控えているため，現在使用している薬の量が気になるところである。その場合は，BT施行により喘息症状が落ち着けば，将来的に使用している薬の量を減らすこと

表1 ▶ 当院フォロー中にBTを受けた患者の年齢層

	男性（人）	女性（人）	説明のポイント
20～40歳	—	5	将来的に薬を減らせるかもしれない
40～60歳	1	3	調子の悪い時に，喘息治療の別の選択肢があることを簡単に説明しておく →後日，患者から「新しい治療方法について詳しく教えてほしい」との希望があった
60歳以上	5	2	

ができる可能性があることを説明する。

　一方，中高年の患者の場合，喘息発作などで来院した日に，喘息治療には現在の治療以外に別の選択肢（BT）もあることを簡単に話しておく。後日，患者側から「新しい治療方法について詳しく教えて欲しい」との希望があったそのタイミングで詳しく説明すると，同意を得やすい。

　現在目の前にしている重症喘息患者に対する治療選択肢の1つとして，BTを検討されている先生方も多いと思われる。そのような患者に対しては，できるだけ時間をかけてBTの説明をすることが同意取得への近道である。ただし，1回の説明に多くの時間を取る必要はまったくない。前述のように複数回に分けて説明することで，理解を深めてもらうことができる。

　対象患者の年齢によって将来的な目的も変わるため，説明の仕方もそれに合わせたものとなることを認識しておく必要がある。

◎

　認知度が高まってきたBTであるが，日本人のエビデンス確立はいまだ発展途上である。また，BT施行後すべての患者に効果があるわけでない。効果の得られる患者はどのような患者なのか，検討していく必要がある。しかし，いずれにせよ重症喘息患者にとって治療選択肢が増えたことは，喜ばしいことである。

症例 3　気管支サーモプラスティにより抗IgE抗体を減量することができた1例

31歳，女性

3歳時に気管支喘息と診断された．前医にて経口ステロイドを含む治療で経過をみられていたが，入退院が頻回であった．転居に伴い×年3月より当院でのフォローとなった．長年にわたる気管支喘息発作に悩んでおり，投与されている薬剤も非常に多いため，気管支喘息の症状改善および使用薬剤の減量を目的としてBT治療を希望された．

現病歴：発作は週1回以上．

治療薬：同年11月より抗IgE抗体（ゾレア®）を導入．その後，発作の頻度は減り，ステロイドはオフできたが，軽発作が月に1回は起こっており，その都度SABAを使用していた．

気管支サーモプラスティ治療

activationは，右下葉65回，左下葉61回，両側上葉79回．治療内容は，ゾレア®，ICS/LABA，LAMA，抗LT薬，テオフィリン薬．

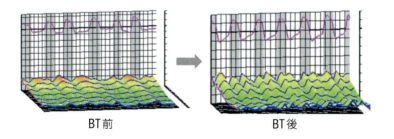

BT前　→　BT後

考察

BT治療直後は一時的な症状増悪を認めたものの，数カ月経過後はコントロール良好となった．客観的な指標の1つとしてモストグラフの結果を示した．BT治療前（症状増悪は月1回）に比べて治療後は呼吸抵抗値も改善した．また，抗IgE抗体（ゾレア®）も半分に減量することができた．

時間の経過とともに，患者の表情が非常に明るくなったのが印象的である．

文献

1) RISA Trial Study Group：Safety and efficacy of bronchial thermoplasty in symptomatic, severe asthma. Am J Respir Crit Care Med. 2007；176(12)：1185-91.
2) Asthma Intervention Research 2 Trial Study Group：Bronchial thermoplasty：Long-term safety and effectiveness in patients with severe persistent asthma. J Allergy Clin Immunol. 2013；132(6)：1295-302.

（大島信治）

6 必要物品・機器と術前準備：検査・投薬

　ここでは，気管支サーモプラスティ（BT）に必要なもののほか，術前検査での確認事項を具体的に示す。また，筆者らの施設における仮想気管支鏡を用いたactivation planについても紹介する。

施設条件

　BTは，気管支鏡専門医の指導のもと，気管支鏡手技と気管支喘息治療に熟練した医師による実施が望まれる。手技に伴う気管支喘息の増悪や呼吸障害の発生が生じうるため[1~7]，手技に伴う合併症や急変時の呼吸器緊急対応が可能な施設で実施すべきである[8, 9]。

術者条件

　BTの適応については，喘息治療に関する十分な知識と経験を有する専門医が確認することが望ましい。手技を実施する医師は気管支鏡手技と気管支喘息治療に熟練していることは言うまでもなく，事前にボストン・サイエンティフィックジャパンが提供するトレーニングなどを受講し，製品の有効性および安全性を十分理解している必要がある[4, 8~10]。BTは手技後に気管支喘息の増悪や呼吸不全が生じる場合もあり[7]，急変時の緊急対応ができる医師が担当にあたるべきである[8, 9]。

気管支鏡の機種

　使用する気管支鏡は，高周波装置による処置に対応できる気管支鏡であり，BT実施時の電極カテーテルが通過可能な2mm以上の鉗子口径を有し，観察・手技可能領域が広くなるよう可能な限り細い気管支鏡で実施するのが望ましい[8, 10~14]。軟性気管支鏡に関する代表的なオリンパス社製機種について表1に示した。ここに挙げる気管支鏡

表1 ▶ オリンパス社製の主な軟性気管支鏡

	鉗子口径	外径
BF-P290	2.0mm	4.2mm
BF-Q290	2.0mm	4.8mm
BF-260	2.0mm	4.9mm

高周波装置対応機種

より径が大きい気管支鏡はBT対応領域が狭くなる可能性が高く，推奨されない。ボストン・サイエンティフィックジャパンによる提供で，日本でBTを実施した92施設を対象とした2017年5月1日時点でのBT施行状況に関する調査によると，実際のBTで使用される気管支鏡は，BF-260を使用する施設が45%，BF-P290が27%，BF-Q290が15%であった。これまでのところ，わが国におけるBT手技に用いられる気管支鏡は，これらの3種類で全体の87%を占めていた。

必要物品・準備器材

BT手技に関連する必要物品・器材として，まずバスケット型電極カテーテル（先端チップ外径1.5mm，展開最大径10mm），コントローラ，専用対極板など，BT実施に必須なものが挙げられる。

加えて，気管支鏡検査時の各種モニター（後述），救急処置具，生理食塩水などが挙げられる。この生理食塩水は，カテーテルに付着した分泌物を洗い流すために使用する。この時，冷たい生理食塩水を使用するとバスケット型電極カテーテル故障の原因になるため，常温のものを使用することが勧められている。

気管支サーモプラスティ手技関連の投薬

手技前後のステロイド投与

BT手技3日前〜当日，BT実施1日後までの合計5日間，経口ステロイドを1日あたり50mgで投与する。経口ステロイドの全身投与を事前に行うことで，BT手技前の気道炎症をより安定化させ，BT手技中および手技後の炎症悪化により気管支喘息増悪が生じるのを予防するねらいがある[4, 8~14]。

術前検査

　手技前の確認事項として，患者は気管支鏡検査が可能な安定した状態でなければならない。手技前呼吸機能検査で，SABA投与後の1秒量（FEV_1）が平常値の85％以上であることが望ましい。85％未満の場合は，通常より気管支喘息の状態が不安定になっている可能性があるため，BTの延期も考慮する[8, 9, 13]。また，SpO_2が90％以下の場合も呼吸不全の原因を検討する必要があり，安全にBT実施が可能であることを確認するまでBT延期を検討する[8, 9]。その他の事項を含めて，事前確認事項に関しては**表2**に示した。これらのいずれかにあてはまる場合は，BTの延期を考慮する[4, 8~15]。さらに，過去の臨床試験で除外されるなど，安全性が十分確認されていないためBTの実施に注意を要する条件を**表3**に示した[7, 10]。

仮想気管支鏡を用いたactivation plan

　さらに筆者らの施設では，BT実施前に仮想気管支鏡を用いたactivation planを立ててBT実施に臨んでいる。BTは気管支鏡下に施行されるため，より効率的に短時間で手技を終了することが望まれる。そこで，BT前にvirtual bronchoscopy（VB）を実施して各気管支径と分岐の形状を把握し，activation施行部位と回数とを事前予想しておき，実際のBT手技を実施する。このactivation planを立てる準備は事前の手

表2 ▶ BT手技前の確認事項

患者は気管支鏡検査が可能な安定した状態でなければならない。
以下のいずれかにあてはまる場合はBTの延期を考慮すること。
① 患者が処方されたプレドニゾロン（PSL）を服用していない：経口ステロイド内服（PSL 50mg／日）
② 気管支鏡手技前に中止する薬剤が中止できていない場合：抗血小板薬，抗凝固薬
③ 血液凝固障害が認められた場合
④ 手技前呼吸機能検査でSABA投与後のFEV_1が平常値の85％未満（SABA投与後FEV_1≧平常時の85％が望ましい）
⑤ SpO_2が90％以下
⑥ 過去48時間以内に平均1日4回を上回る発作治療薬の投与があった
⑦ 過去14日間に喘息の増悪があった
⑧ 過去14日間に全身性ステロイドの投与量の変化（増量または減量）があった（BT手技のための予防投与は除く）
⑨ 呼吸器感染やアレルギー性副鼻腔炎を発症している，またはその他不安定な臨床状態
⑩ 何らかの理由で手技を延期すべきと医師が判断する場合：発熱を認め，感染症など他疾患のコントロールができていない場合など
⑪ ペースメーカー，除細動器など電子機器の植え込み術を実施している場合に，高周波装置による処置で不具合が懸念される場合
⑫ 気管支鏡手技で使用する局所麻酔薬，鎮静薬に過敏症を認める場合：リドカイン，アトロピン，ベンゾジアゼピン，オピオイドなど

（文献4，8～15より作成）

表3 ▶ 安全性が十分確認されていないためBTの実施に注意を要する条件

① 気管支拡張薬投与後のFEV$_1$＜65％
② 肺気腫などの他疾患合併症例
③ 運動のための予防投与を除き，48時間以内でSABA 12吸入を超える使用例
④ 気管支喘息に対して1日10mgを超える経口ステロイド使用例
⑤ 妊娠，インスリン依存性糖尿病，てんかん，コントロールされてない冠動脈疾患合併，急性慢性腎不全，コントロールされてない高血圧症
⑥ 24カ月以内に気管支喘息で挿管したり，ICU入院歴がある症例
⑦ 過去12カ月以内に，下気道感染4回以上，呼吸器症状で入院3回以上，気管支喘息増悪でステロイドパルス治療歴4回以上
⑧ 過去のBT後に無気肺となった例（BT後に呼吸不全になる可能性がある）

（文献7, 10より作成）

間がかかるものの，実際の手技時間短縮とactivation施行回数の増加に寄与し，有用な方法であると考える。

仮想気管支鏡を用いたactivation planに関する当施設での検討

step1（図1）

BT施行前に対象症例のVB画像をSYNAPSE VINCENT（3次元画像解析システムボリュームアナライザー，富士フイルム社）で作成し，気管支分岐，気管支内径，各気管支区域の太さ，長さ，分岐角度を把握する。○に示す各気管支に対し，それぞれ気管

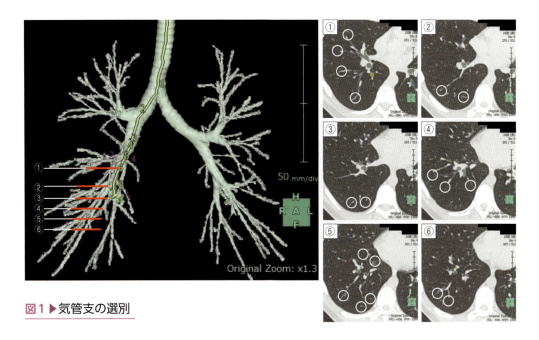

図1 ▶ 気管支の選別

支内径，各気管支区域の太さ，長さ，分岐角度を把握しながらBT実施可能な気管支を選別する。

step 2

径3mmまでの気管支を対象領域とし，中枢側の気管支分岐部までの長さを5mm間隔で何回activationできるか，同じ部位に2回activationしないよう計算してactivation回数を予想する。気管支径3～10mmの区間長は必ずしも5mmの倍数にはならず，気管支径も吸気と呼気で多少変化しうる。これらを考慮しながら，実施可能な予測回数を適宜判断する（図2）。

さらに，実際の気管支分岐に関しては，VBによる気管支内腔像から分岐角度をみてBT可能か確認する。分岐角度によっては，入口部のみでBTが可能となることもある（図3）。

step 3

各気管支領域の予想activation回数を合計し，肺葉ごとのactivation回数を予想する。

step 4

VBで気管支分岐部の形状と予想activation回数をシミュレーションし，実際のBTを行う。

結　果

実際のBTによるactivation回数と比較してどのくらい一致しているかを検討したところ，症例数は少ないものの，有意差のない回数を予想できていた（図4）。

また，VB導入前後で各分葉ごとのactivation回数を比較すると，あらかじめVBでactivation部位を確認してBTを実施することで，有意にactivation回数が増加していた（図5）。

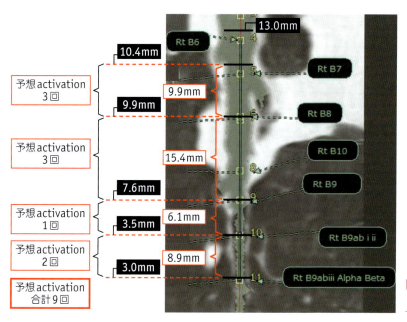

図2 ▶ activation回数の予想

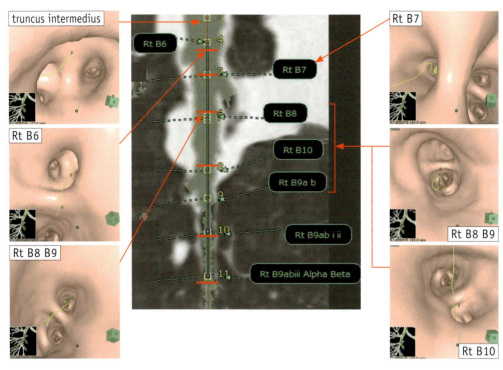

図3 ▶ 気管支内腔像からのactivation回数の予想

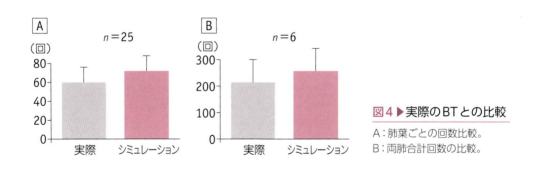

図4 ▶ 実際のBTとの比較
A：肺葉ごとの回数比較。
B：両肺合計回数の比較。

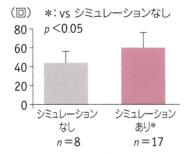

図5 ▶ シミュレーションの有無による分葉ごとのactivation回数の比較

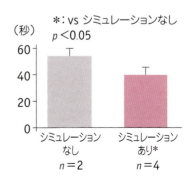

図6 ▶ activationごとの所要時間の比較

さらに，1 activationあたりの時間をVB導入前の症例と比較し，手技にもたらす影響を検討した．VB導入前と比較して，VB導入後に有意に手技時間の短縮が認められた（図6）．

◎

VBはBTの手技前に行うことでactivation回数を予測可能とし，activation回数を有意に増加させることができた．さらに，activationにかかる手技時間の短縮にも寄与する可能性が示唆された．

文　献

1) Torrego A, et al:Bronchial thermoplasty for moderate or severe persistent asthma in adults. Cochrane Database Syst Rev. 2014;3(3):CD009910.

2) Burn J, et al:Procedural and short-term safety of bronchial thermoplasty in clinical practice: evidence from a national registry and Hospital Episode Statistics. J Asthma. 2016;1:1-8.

3) Wahidi MM, et al:American College of Chest Physicians consensus statement on the use of topical anesthesia, analgesia, and sedation during flexible bronchoscopy in adult patients. Chest. 2011;140(5):1342-1350.

4) AIR Trial Study Group:Asthma control during the year after bronchial thermoplasty. N Engl J Med. 2007;356(13):1327-37.

5) AIR2 Trial Study Group:Effectiveness and safety of bronchial thermoplasty in the treatment of severe asthma: a multicenter, randomized, double-blind, sham-controlled clinical trial. Am J Respir Crit Care Med. 2010;181(2):116-24.

6) RISA Trial Study Group:Safety and efficacy of bronchial thermoplasty in symptomatic, severe asthma. Am J Respir Crit Care Med. 2007;176(12):1185-91.

7) Facciolongo N, et al:Recurrent lung atelectasis from fibrin plugs as a very early complication of bronchial thermoplasty: a case report. Multidiscip Respir Med. 2015;10(1):9.

8) Mayse ML, et al:Clinical Pearls for Bronchial Thermoplasty. J Bronchology Interv Pulmonol. 2007;14(1):115-23.

9) Bicknell S, et al:How to: Bronchial thermoplasty in asthma. Breathe. 2014;10:48-59.

10) Duhamel DR, et al:Bronchial thermoplasty: a novel therapeutic approach to severe asthma. J Vis Exp. 2010;(45).

11) Cox G, et al:Bronchial thermoplasty for asthma. Am J Respir Crit Care Med. 2006;173(9):965-9.

12) Laxmanan B, et al:Advances in Bronchial Thermoplasty. Chest. 2016;150(3):694-704.

13) Gildea TR, et al:Bronchial thermoplasty: a new treatment for severe refractory asthma. Cleve Clin J Med. 2011;78(4):477-85.

14) Laxmanan B, et al:Bronchial thermoplasty in asthma: current perspectives. J Asthma Allergy. 2015;8:39-49.

15) Du Rand IA, et al:British Thoracic Society guideline for diagnostic flexible bronchoscopy in adults: accredited by NICE. Thorax. 2013;68 suppl 1:i1-i44.

（武政聡浩）

7 麻酔
1）局所麻酔

気管支サーモプラスティ（BT）実施にあたっては，局所麻酔下に行う施設と全身麻酔下に行う施設とがある。ここでは，わが国のBT実施施設において多く選択されている局所麻酔について述べる。

前処置

術前準備として，気管支鏡中の嘔吐による嚥下性肺炎の危険性を軽減するため，実施施設の内視鏡基準に準じて，BT前日夕食後の夜間から絶食する[1]。午後にBTを実施する場合は早めの朝食後から絶食とする。検査前3〜4時間程度は絶飲食とするので，必要な内服薬はその前に服用する。

気管支サーモプラスティ術前投薬（表1）

抗コリン薬：気道分泌抑制薬

アトロピンなどの抗コリン薬は，気道分泌量の低減，咳嗽の軽減，徐脈や気管支収縮予防に有用な前投薬で，気管支鏡手技の許容度と視野確保に有用と考えられていた。しかし，その有用性に対しては否定的な報告が多く，抗コリン薬は不要であるばかりか有害な可能性があると結論された[2]。ただし，一部の症例にとっては抗コリン薬が有効であり[1,3]，症例によって使用する施設もある[4]。このため，有用性がある症例に使用をとどめるべきとされている[1]。現在は，アトロピンをはじめとする抗コリン薬は必ずしも必要な前投薬ではなく，前投与を推奨されなくなった[1,4~8]。

気管支拡張薬

SABAをBT術前に吸入投与する[1,4,5,8~10]。気管支喘息患者に対する気管支鏡検査は1秒量（FEV_1）を10〜26%低下させる。気管支喘息患者に対しより安全に気管支鏡

33

表1 ▶ BT術前投薬

	投与に関して	投与例
抗コリン薬：気道分泌抑制薬	必要な前投薬としては推奨しないが，有用性がある症例で使用	―
気管支拡張薬	SABAを術前に吸入投与	サルブタモール 2.5～5.0mg または 4～8吸入など
抗不安薬	必要に応じて	ジアゼパム 5～10mg IM，ヒドロキシジン 25mg IM，ペンタゾシン 15mg IM，ミダゾラム 1～2mg IVなどから適宜使用
鎮咳薬	必要に応じて	ペチジン 17.5～35mg IM，フェンタニル 25～50mg IV，コデイン 0.4mg/kg 検査前60分内服などから適宜使用
ステロイド	経口ステロイドが内服できない場合	50mgに相当するステロイドをIV
制吐薬	オピオイド使用で催吐誘発される場合	メトクロプラミド 10mg IV など

を実施するため，検査前の気管支拡張薬投与が推奨されている[8]。具体的には，サルブタモール2.5～5.0mgまたは4～8吸入などでBT術前に吸入する[1, 9]。

抗不安薬・鎮咳薬

検査に対する不安感を軽減する目的で，ジアゼパム5～10mg筋肉注射（IM），ヒドロキシジン25mg IM，ペンタゾシン15mg IM，ミダゾラム1～2mg静脈投与（IV）を併用してもよい。

また，鎮咳薬としてペチジン17.5～35mg IMやフェンタニル25～50mg IVを行う[1]。コデイン0.4mg/kgを，検査前60分に内服してもよい[6]。ただし，年齢や体格などにより適宜投与量を調整する。

ステロイド：BT手技当日の経口ステロイド投与ができない場合

何らかの理由でBT手技当日に経口ステロイドが内服できない場合は，BT術前投薬としてメチルプレドニゾロンなどで50mgに相当するステロイドIVを行う[1]。

制吐薬

鎮痛薬（フェンタニルなどのオピオイド）を使用する際に誘発される催吐作用に対して，使用する場合がある。メトクロプラミド10mg IV，プロメタジン12.5mg IV，デキサメタゾン4mg IVなどが用いられる[1]。

検査時モニター

　BT時に鎮静薬を使用することや，BT手技そのものによる侵襲性を考え，安全確保の目的で術中モニターが必要となる。このため，BT時の輸液ルート確保，O_2投与の準備，各種モニター（パルスオキシメータ，心電図，非侵襲性血圧計など）を行う[1, 5, 6, 8, 11]。呼吸数[1]や二酸化炭素の計測[12]を行いながら実施する場合もある。パルスオキシメータによる酸素飽和度よりも経皮的二酸化炭素分圧のほうが早く呼吸抑制を検出できるとの報告もあり[12]，酸素飽和度に加えて二酸化炭素分圧モニターも有用である。

局所麻酔の実際

　まずは，局所麻酔薬に対するアレルギーの有無について注意する。

　気道の局所麻酔が不十分であると，被検者に大きな苦痛を与えるだけでなく，咳嗽により気管支鏡所見が修飾される。このため，喉頭までの気道を局所麻酔する際にも，咳をさせない努力が必要である。

　また，局所麻酔薬の過量投与は中毒をきたす危険性がある。局所麻酔薬中毒とは別に，少量でショックを起こすこともあり，対応の心がけと準備が必要である。

局所麻酔薬の選択

　気管支鏡で用いられる局所麻酔薬としては，薬理学的特性からリドカインが最も頻用され，通常用いられる[7]。その他の局所麻酔薬としては，コカイン，アミノ安息香酸エチル，テトラカインなどが用いられている。コカインは麻薬であり，アミノ安息香酸エチルやテトラカインはメトヘモグロビン血症の誘導に注意を要するなど[7]，使用にあたり注意が必要である。これらの薬剤は，リドカインを使用できない場合の代替候補にとどまる。

　リドカインの溶液濃度は1～8％まであるが，1～4％を用いることが多い。高濃度のほうが麻酔効果は高いが，過量投与になりやすい。また，1％と2％のリドカインを比較しても同様の麻酔効果が得られたとする報告があり[7, 13]，リドカイン中毒を防ぐためにも可能な限り少量投与を心がけるべきである[8]。リドカイン投与時の注意点を**表2**にまとめた。

　喉頭までの気道局所麻酔において，ネブライザーを使用したリドカイン投与は有用性が見出されておらず[14]，推奨されていない[8]。

投与の流れ

局所麻酔前に被検者に麻酔の意義と方法を説明する。特に，麻酔を十分行うことが検査の負担を軽くすることを説明する。義歯や眼鏡ははずし，上気道から声帯，気管上部まで伸展する体位で坐位にて麻酔を行う。声帯直上と声門下腔の膜様部は咳嗽反射が強いので，注意深く麻酔する。声門，声門下腔，気管，気管支の局所麻酔は，気管支鏡挿入後も直視下に順次少量ずつ行う。急な投与は咳を誘発するため，ゆっくり注入する。過量投与にならないよう，散布後の余剰薬液は吸引除去する。鎮咳効果は総投与量160mg未満でも得られるとされている[8]。

リドカインの中毒 (表2)

中毒量

リドカイン添付文書上は，気管支鏡検査においても投与量は200mg以内となっている。リドカイン使用量が7mg/kgを超えると中毒症状が起こりうるとされるものの[7]，8〜15mg/kg程度を上限とする報告もあり，症例によって許容範囲の差が小さくない[1, 8]。リドカイン使用量を常に意識し，過量にならないように注意する。また，余剰の麻酔薬を吐き出させ，吸引・回収して投与量の減少に努めることが重要である。咽頭・気管内への投与後の吸収は速く，下気道ではⅣに匹敵するほどリドカインの吸収は良い。飲み込んだリドカインは消化管からも吸収されるが，肝臓で代謝されるため血中濃度への寄与は少ないとされる。リドカインは肝臓で代謝されるので，特に肝障害やうっ血性心不全の合併や，高齢者，体格の小さい被検者では注意を要する。リドカイン中毒を起こさないよう，毎回使用量の積算と確認を行う。

表2 ▶ リドカイン投与における注意点

① 局所麻酔薬として1〜4％で使用するが，低濃度を使用
② 喉頭までの気道局所麻酔においてネブライザーによる投与は不要
③ 総投与量は気管支鏡1件あたり200mg以内
④ 吸引・回収して投与量の減少に努めることが重要
⑤ 毎回使用量の積算を実施

中毒症状

中毒症状は主に中枢神経系，心血管系のものが出現する。具体的には，応答性の低下，意識障害，振戦，けいれん，血圧低下，徐脈，心筋収縮力低下，刺激伝導系の抑制，心室性不整脈などである。被検者に声をかけながら応答を確認し，中毒症状が出現したら

検査を中止する。酸素吸入，血管確保，補液を行い経過観察する。振戦やけいれんが著明であれば，ジアゼパムや超短時間作用型バルビツール製剤を投与する。重症例では心肺蘇生や人工呼吸など救急蘇生処置を要することがある。

全身麻酔下での実施と局所麻酔下での実施

BTの実施は全身麻酔下に行う施設と局所麻酔下に行う施設がある[11]。ボストン・サイエンティフィックジャパンによる提供で，わが国でBTを実施した92施設を対象とした2017年5月1日時点でのBT施行状況に関する調査によると，実際のBTで全身麻酔下に行うのは24施設（26％），局所麻酔下に行うのは68施設（74％）であった。日本の多くの施設は局所麻酔下に実施しており，術中の鎮静に関しても習熟する必要がある。

局所麻酔下における鎮静

気管支鏡実施時の鎮静は，明らかに患者満足度が向上し，安全性は鎮静なしで実施した気管支鏡検査と同等とされ，禁忌事項がない限り鎮静が勧められている[7]。

局所麻酔下BT実施時の鎮静程度は，他の気管支鏡検査時[6~8]と同様にmoderate sedation (conscious sedation) が推奨されている[1, 5, 9, 10]。moderate sedationの基準になるのはRamsay sedation scale 3以下とされる。これは，痛み刺激を伴わない言語命令で指示に従えるレベルとされている[6, 15]。この時，麻酔深度は被検者への声がけに対する応答性で判断するが，麻酔深度の標準的な客観モニターはない。鎮静レベルの確認は臨床医の判断で行われるため，鎮静薬投与量にも個人差が出やすい。可能な限り専任の監視スタッフがいるなど十分なチーム医療としてなされるべきであり[16]，高齢者や呼吸機能が低下している症例では特に注意を要する。高齢者は，気管支鏡検査に対して比較的苦痛を訴えにくいため，薬剤使用量も減量する必要がある。また，一過性の血圧低下の出現頻度も高く，80歳を超えると合併症の頻度が増える[8]。このため，より慎重なモニターが必要であり，使用する薬剤に関しても極力少なく済ませるべきである。

鎮静薬の選択 (表3)

局所麻酔下BTにおける鎮静 (moderate sedation) に用いられる静脈麻酔薬は，吸入麻酔のように特殊な機器を必要とせず，麻酔深度も調節しやすい。使用する薬剤は，

表3 ▶ 鎮静薬の投与例

ミダゾラム	● 初期投与量 0.06〜0.07mg/kg IV ● 1mg/mLの濃度で使用 ● 1回投与量は70歳以下で5mg以下, 70歳を超える場合2mg以下と年齢により減量 ● 適度な鎮静度の達成のため最少量 (0.5〜1mg) ずつ追加投与 ● 1回の気管支鏡での使用量は10mg以下 ● リドカインやオピオイドと相乗効果を示し, 検査に対する許容度や鎮咳効果を高める
プロポフォール	● 鎮静においてミダゾラムと同様の効果 ● 効果発現までの時間が短く覚醒までの時間もミダゾラムと比較して短い ● 全身麻酔で使用する投与量までの幅が狭く, 呼吸補助を必要とする投与量に達してしまう場合がある ● 投与に関する訓練を要する ● 初めに10〜20mg IV, その後 5〜12mg/kg/時で投与 (オピオイドを併用する場合は, より少ない量で投与)
フェンタニル	● 併用で相乗効果が得られ, 鎮静効果増強, 鎮咳効果増強, 検査許容度が向上 ● ミダゾラムなどと併用する場合は, 先にフェンタニルを投与 ● 初期投与量25〜100mg IVし, 25〜50mgずつIVを追加 ● moderate sedationに要する投与量は50〜300mg

moderate sedation (conscious sedation) を推奨

ベンゾジアゼピンとしてミダゾラム, ジアゼパム, ロラゼパムなどがある。オピオイドとしては, フェンタニル, アルフェンタニルなどがあり, それ以外ではプロポフォールなどが挙げられる。ベンゾジアゼピンの中では, 効果出現の速さや比較的短時間の効果消失などの特性から, ミダゾラムが最も使用されている[6〜8]。BTにおける鎮静でもベンゾジアゼピンとオピオイドの組合せが多く, 中でもミダゾラムとフェンタニルの組合せが多い[1, 5, 9]。これらの組合せにより鎮静効果や鎮咳効果に相乗的な効果が得られ[1], それぞれの使用量を少なくすることもできる。また, 気道の局所麻酔で用いるリドカインはベンゾジアゼピンやオピオイドと相乗効果を示し, 検査に対する許容度や鎮咳効果を高めるとされる[7]。

ミダゾラム

逆向性健忘, 不快感が低下して検査許容度が上がることなどの利点がある。また, オピオイドとの併用で鎮咳効果向上など相乗効果が期待でき, リドカイン使用量も少なくできる[8]。問題点としては, 興奮して静止しない場合がありうる[17〜19]。呼吸抑制が強く出ることや, 覚醒までの時間がかかることもある。

ミダゾラムの初期投与は0.06〜0.07mg/kg IVとされ[7], 1mg/mLの濃度で使用することが勧められている。1回投与量も, 年齢によって70歳以下では5mg以下, 70歳を超える場合は2mg以下と年齢によって投与量を調整する。1回の気管支鏡での使用量は10mg以下が推奨されている[8]。また, 少量の1回投与法では十分な鎮静を得

られないことが多い。標準必要量の最少量（0.5～1mgずつ）をIVし，臨床効果により徐々に増量するが[1, 8]，静脈麻酔薬の治療域は小さく，また患者間の効果の差も大きいので，最適量を維持するのに注意を要する。高齢者，肝硬変の患者ではミダゾラムの代謝が低下しており，副作用が出やすいので注意する[7]。

ミダゾラムにはフルマゼニルという拮抗薬があり，鎮静効果が強すぎる場合に投与する。ただし，効果が短いので再度呼吸抑制が出現しやすく，使用には注意を要する。

プロポフォール

鎮静においてプロポフォールはミダゾラムと同様の効果が得られ，効果発現までの時間が短く覚醒までの時間もミダゾラムと比較して短い[7, 8]。このため，投与量により鎮静度も変化させやすい。プロポフォールがより有用性が高いとする報告もある[20]。ただし，全身麻酔で使用する投与量までの幅が狭く，慎重に管理しないと呼吸補助を必要とする投与量に達してしまう場合がありうる。このため，麻酔科医の管理での使用が多く，投与に関する訓練を要する[8]。気管支鏡で使用する場合の有害事象に関しては，ミダゾラムと同程度とされている[8]。

気管支鏡におけるプロポフォールの投与量は，初めに10～20mg IV，その後5～12mg/kg/時で投与する方法がある[21]。オピオイドを併用する場合は，より少量から開始し，維持量も減量するほうが安全である。

オピオイド

ミダゾラムなどと併用することで相乗効果が得られ，鎮静効果を増強し，鎮咳効果も高まり，検査の許容度が向上する。また，併用する薬剤の使用量も減量できる。使用にあたっては，短時間作用型のもの（フェンタニルやアルフェンタニル）が推奨されており，効果発現までの時間が短く，半減期が短いフェンタニルが最も使用されている[8]。

フェンタニルはモルヒネの100倍の力価があるとされる[6]。効果発現までの時間は2～4分で，10～15分で最大の効果が発現する。また，効果持続時間は30～60分間とされる[1]。ミダゾラムなどと併用する場合は，先にフェンタニルを投与すると効果が得られやすくなる[8]。

フェンタニルのmoderate sedationに要する投与量は50～300mgとされ，初期投与量を25～100mg IVし，その後必要に応じて25～50mgずつIVで追加する。ただし，他剤と併用する場合は減量して投与する必要がある[1, 6]。

オピオイドの効果が強く出た場合は，ナロキソンなどの拮抗薬で呼吸波抑制や覚醒遅延に対応する。

文 献

1) Mayse ML, et al:Clinical Pearls for Bronchial Thermoplasty. J Bronchology Interv Pulmonol. 2007;14(1):115-23.

2) Malik JA, et al:Anticholinergic premedication for flexible bronchoscopy: a randomized, double-blind, placebo-controlled study of atropine and glycopyrrolate. Chest. 2009;136(2):347-354.

3) AIR Trial Study Group:Asthma control during the year after bronchial thermoplasty. N Engl J Med. 2007;356(13):1327-37.

4) Bicknell S, et al:How to: Bronchial thermoplasty in asthma. Breathe. 2014;10:48-59.

5) Duhamel DR, et al:Bronchial thermoplasty: a novel therapeutic approach to severe asthma. J Vis Exp. 2010;(45).

6) Jose RJ, et al:Sedation for flexible bronchoscopy: current and emerging evidence. Eur Respir Rev. 2013;22(128):106-16.

7) Wahidi MM, et al:American College of Chest Physicians consensus statement on the use of topical anesthesia, analgesia, and sedation during flexible bronchoscopy in adult patients. Chest. 2011;140(5):1342-1350.

8) Du Rand IA, et al:British Thoracic Society guideline for diagnostic flexible bronchoscopy in adults: accredited by NICE. Thorax. 2013;68 suppl 1:i1-i44.

9) Gildea TR, et al:Bronchial thermoplasty: a new treatment for severe refractory asthma. Cleve Clin J Med. 2011;78(4):477-85.

10) Laxmanan B, et al:Bronchial thermoplasty in asthma: current perspectives. J Asthma Allergy. 2015;8:39-49.

11) Cox G, et al:Bronchial thermoplasty for asthma. Am J Respir Crit Care Med. 2006;173(9):965-9.

12) Evans EN, et al:Changes in oxygen saturation and transcutaneous carbon dioxide and oxygen levels in patients undergoing fibreoptic bronchoscopy. Respir Med. 1998;92(5):739-42.

13) Mainland PA, et al:Absorption of lidocaine during aspiration anesthesia of the airway. Journal of clinical anesthesia. 2001;13(6):440-6.

14) Stolz D, et al:Nebulized lidocaine for flexible bronchoscopy: a randomized, double-blind, placebo-controlled trial. Chest. 2005;128(3):1756-60.

15) Ramsay MA, et al:Controlled sedation with alphaxalone-alphadolone. Br Med J. 1974;2(5920):656-9.

16) Crawford M, et al:Comparison of midazolam with propofol for sedation in outpatient bronchoscopy. Br J Anaesth. 1993;70(4):419-22.

17) Mohri-Ikuzawa Y, et al:Delirium during intravenous sedation with midazolam alone and with propofol in dental treatment. Anesth Prog. 2006;53(3):95-7.

18) Weinbroum AA, et al:The midazolam-induced paradox phenomenon is reversible by flumazenil. Epidemiology, patient characteristics and review of the literature. Eur J Anaesthesiol. 2001;18(12):789-97.

19) Thurston TA, et al:Reversal of a paradoxical reaction to midazolam with flumazenil. Anesth Analg. 1996;83(1):192.

20) Clark G, et al:Titrated sedation with propofol or midazolam for flexible bronchoscopy: a randomised trial. Eur Respir J. 2009;34(6):1277-83.

21) Lo YL, et al:Feasibility of bispectral index-guided propofol infusion for flexible bronchoscopy sedation: a randomized controlled trial. PloS One 2011;6(11):e27769.

(武政聡浩)

7 麻酔
2）全身麻酔

　近年，吸入ステロイドや長時間作用型β_2刺激薬（LABA）の普及によって気管支喘息（以下，喘息）の管理が良好となってきたが，一部にはいまだこれらの治療に抵抗性を持つ喘息患者が存在する。喘息患者の気管支平滑筋はそれ自体が気管支攣縮の原因となり，また気管支平滑筋自体が多くのメディエータを放出し，局所による悪循環が形成されている。喘息患者が気管支平滑筋の肥厚を有していることはよく知られており，この肥大した気管支平滑筋に対して高周波電極による熱損傷により平滑筋の減量を目的としたものが気管支サーモプラスティ（気管支熱形成術，BT）である。熱損傷により，気管支平滑筋を含め，すべての組織は"傷害を受けるが平滑筋以外の細胞は修復する"という特徴により，臨床試験での改善性，安全性が確認された後，2010年に米国にて承認され，日本では2015年に導入された。この治療法は多くの重症持続型喘息患者に光明を与えるものであるが，麻酔科的視点に立つと，重症喘息患者をターゲットとする点，多くの麻酔薬が気管支収縮に影響を与える点，そして，経験値が少ない点からもいまだ多くの課題がある。わが国の現状として，BTの麻酔は局所麻酔と静脈麻酔薬による鎮静により施行されている施設も多い。しかしながら，BTは呼吸気道をターゲットとし，鎮痛・鎮静薬という呼吸中枢を抑制する薬剤を使用する点からもBT施行者以外の全身管理を行う担い手が必要と考え，筆者らの施設（以下，当院）では全身麻酔による麻酔科管理によるBTを行ってきた。

　ここではBTに関しての全身麻酔による術中管理および周術期管理に焦点を当て，その利点および問題点について述べる。

気管支サーモプラスティ対象患者とその条件

　BTは重症喘息患者を対象とするため，全身麻酔の依頼において麻酔科に「本当に全身麻酔をかけて大丈夫なのか」という懸念を持たれるのが通常である。この懸念を払拭するためには，その適応を麻酔科に十分に説明する必要がある。

　通常，BTは3回のシリーズで行われるが，初回導入の適応と2回目以降の適応が考慮される。初回導入のBTでは，①18歳以上の重症喘息患者，②ペースメーカーや体

内式除細動器等の植え込みがない患者，③全身麻酔薬を含め気管支鏡治療に必要な薬剤に対して過敏性がある患者，④過去にBTを受けた患者，⑤血液凝固障害，あるいは抗凝固薬の中止が困難な患者以外，が適応となる。そのうち，③の薬剤過敏性に関しては非常に頻度が低いため，通常は問題視されない。一方，術前に明らかな挿管困難が予想される場合や，過去に挿管困難の既往がある場合のほか，循環器疾患，脳血管疾患がある場合は麻酔科との十分な術前協議が必要となる。2回目以降のBTでは，施行前2週間に喘息増悪または経口ステロイド薬の用量変更を行った患者は喘息の安定化を待って施行される。

全身麻酔の実際

麻酔方法の選択

　BTを確実に行うためには，気管支鏡の操作性，バスケット電極の位置決めが重要になる。そのためには患者の動きを最小限に抑制し，最大限に咳反射を抑制する必要がある。麻酔が不十分であると患者に大きな苦痛を与えるばかりでなく，咳嗽により気管支鏡操作に影響を与える。1回の治療は平均40〜60回の通電を行うため，約1時間かかることを考慮すると，咽頭の局所麻酔のみでは手技施行が難しいと考えられ，局所麻酔に加え静脈麻酔もしくは全身麻酔が選択される。

　特に全身麻酔の選択が必須である症例はないと考えられるが，筋弛緩薬を使用しない静脈麻酔で手技を施行する際は，調節呼吸中の急激な自発呼吸の出現など麻酔深度および自発呼吸の調節に難渋する可能性がある。患者のリスクを考慮し，管理が可能であれば，筋弛緩薬を用いた全身麻酔を選択するほうが患者の無動化を確実に得ることができる。また，術中の麻酔は局所麻酔で行うことが安全であるという保証はなく，米国closed claims analysisの報告では麻酔中に気管支攣縮を生じた40件の訴訟のうち8件は局所麻酔中であった[1]。

　全身麻酔のメリットは，筋弛緩薬を使用することで患者の体動を最小限に抑えることが可能であり，気管支鏡操作による患者の不快感がないこと，また人工呼吸管理のため麻酔の調節が容易であり，規則正しい調節呼吸となるためバスケット電極の位置決めも容易になることと考える。さらに，呼気終末時陽圧（positive end expiratory pressure：PEEP）を加え，狭窄した末梢気管支を広げることにより末梢までバスケット電極を挿入することが可能である。また手技中に喘息発作を起こした場合でも麻酔回路からスペーサを通じてβ_2刺激薬の投薬が可能となる。

　全身麻酔のデメリットとしては，BT手技のみならず挿管や抜管時の気管チューブの

表1 ▶ BT における全身麻酔・静脈麻酔 (鎮静) のメリット・デメリット

	全身麻酔	静脈麻酔：鎮静
メリット	●筋弛緩薬を使用することで患者の体動を最小限に抑えることが可能 ●気管支鏡操作による患者の不快感がない ●呼気終末時陽圧 (PEEP) を加えることが可能なため末梢気管支を広げることが可能 ●人工呼吸管理のため麻酔の調節が容易 ●人工呼吸管理のため規則正しい呼吸となり，カテーテルの位置決めや操作が容易 ●BT 中の喘息発作発症時に麻酔回路からの気管支拡張薬の投薬が可能	●自発呼吸を残すことで，陽圧換気を回避したい肺疾患のある患者でも行うことができる ●筋弛緩薬の使用を制限したほうがよいと思われる基礎疾患のある患者でも施行することが可能 ●投与薬剤の種類が少なく，コスト削減，アレルギー発症の可能性を軽減できる
デメリット	●BT 手技のみならず，挿管抜管の刺激で喘息発作を誘発する可能性がある ●挿管による術後咽頭痛が起こる可能性がある	●筋弛緩薬を使用しないため，急な体動や自発呼吸が生じる可能性がある ●BT 施行中に体動が起こることで，カテーテルの位置判断が困難になる ●重症喘息発作が起こった場合，換気困難になる可能性がある ●自発呼吸を残しながらの鎮静となるため，麻酔の調節が困難

刺激により喘息発作を誘発する可能性があることである。全身麻酔と静脈麻酔の比較を表1に示す。

術前管理

BT 対象患者のうち，条件が整合した患者のみが全身麻酔の対象となる。術前は通常の全身麻酔前の一般的な絶飲食がとられる。脱水を防止するために胃内に停滞せず吸収の良いクリアウォーターの場合，術前2時間前までの投与が許容される。前投薬に関しては必須ではない。しばしば，気管分泌物抑制のためにアトロピンの投与が行われるが，グリコピロレートに比較して分泌物抑制効果は少なく，血圧，心拍数上昇が認められることからも有害であるという報告がある[2]。抗不安薬としてミダゾラムやペチジンが使用されることがある。その場合は術中使用薬との相互作用を考慮して施行されるべきであり，術後に呼吸抑制が遷延する薬剤を極力回避する必要がある。

導入

全身麻酔に必要な一般的なモニター [心電図，非観血的血圧測定用カフ，経皮的動脈血酸素飽和度，bispectral index (BIS)] を装着し，麻酔導入はレミフェンタニル，プロポフォール，ロクロニウムで行う。レミフェンタニルやフェンタニルの急激な血中濃度の上昇は咳嗽反射を引き起こす可能性があるため，急速な血中濃度の上昇に注意する。

一方，浅麻酔での挿管は喘息発作を誘発する可能性が高いため，十分な麻酔深度を得たのちに気道確保を行う。ケタミンは気管支拡張作用，交感神経刺激作用があるため喘息患者に有利であるが，同時に分泌物増加作用があるために，アトロピンの前投与は必須となる。麻酔導入時に，術後炎症反応を抑制するためにプレドニゾロン50mgが点滴投与される。患者の状態により必要があると判断されれば，観血的動脈圧ラインを確保してもよい。

気道確保の方法と問題点

気道確保の方法は，気管挿管またはラリンジアルマスク挿入とする。通常，気管支鏡の鉗子口サイズは2mm以上が必要であり，最低4〜6mmの気管支鏡が用いられる。よって気道内圧上昇を防ぐために，挿管チューブのサイズはなるべく内径が大きいものを選択する。通常，成人男性では内径8.5〜9mm，女性では7.5〜8mmのチューブを選択することが多い。ラリンジアルマスクは声門上気道確保用具であり，喉頭部分を被覆することにより，気道を確保するものである。理論的には気管支攣縮の発生の可能性は気管挿管よりもラリンジアルマスクのほうが少ないと考えられる。

一方，気道確保の安定性は気管挿管より劣り，特に両側上葉の気管支鏡操作時にはラリンジアルマスクのずれなどの位置異常により換気困難となる場合がある。また，筋弛緩薬を用いない静脈麻酔の場合は，ラリンジアルマスク自体の刺激により喉頭けいれんが生じる可能性がある。喉頭けいれんは上喉頭神経を介した声帯筋群のけいれんによる声門閉鎖であり，換気不全を生じる。喉頭けいれんが生じると，気管支鏡が挿入されている場合でも上気道閉鎖により急激な人工呼吸器の回路圧上昇がもたらされる。低酸素血症に加え，自発呼吸がある場合は陰圧性肺水腫を生じることがあるため，早急な対応が必要となる。喉頭けいれん解除のためには筋弛緩薬やプロポフォールの追加投与が有効である。

麻酔の維持

全身麻酔の維持には，すべての薬剤が選択可能である。全身麻酔に使用する各麻酔薬の特徴を表2に示す。一般的には，麻薬と静脈麻酔薬を用いた全静脈麻酔が選択されることが多い。喘息患者の麻酔維持には，気管支拡張作用のある吸入麻酔薬のほうが有利であるが，気管支鏡操作のため閉鎖回路が保持できない場合，吸入麻酔薬の供給が減じ，浅麻酔になる可能性がある。

また，従事者に対する麻酔ガス曝露の面からも全静脈麻酔が望ましい。全静脈麻酔が施行されていない施設や装置がない場合，閉鎖回路が使われるならば吸入麻酔薬を用いてもよい。セボフルラン，デスフルランともに適応となるが，デスフルランは2MAC（minimam alveolar concentration，細小肺胞濃度）以上の使用や喫煙者では気道抵

表2 ▶ BTの全身麻酔に使用する各麻酔薬の特徴

	セボフルラン	デスフルラン	プロポフォール
主な効果	麻酔（催眠効果）	麻酔（催眠効果）	麻酔（催眠効果）
投与量	1.5〜2.5%	3〜6%	2〜10mg/kg/時 （TCI2〜5μg/mL）
気道刺激性	少ない	++	少ない
気管支拡張作用	++	+ ただし，喫煙患者では 気道抵抗上昇	+ 用量依存性
特徴	●気道過敏性の上昇した喫煙者においても気管支拡張作用を有する	●覚醒までの時間はセボフルランよりも短い ●6〜7%の高濃度では咳嗽，けいれん，喉頭けいれん，息止め，分泌量増加作用が多くなる	●呼吸抑制強い ●抗けいれん作用があるが，けいれん誘発性も報告されている ●制吐作用を認める

	ケタミン	デクスメデトミジン	レミフェンタニル
主な効果	鎮静・鎮痛	鎮静・鎮痛	鎮痛
投与量	1〜2mg/kg 追加投与は同量または半量	6μg/kg/時を10分間投与した後に，0.2〜0.7μg/kg/時で維持	0.1〜0.5 （μg/kg/分）
気道刺激性	少ない	少ない	大量投与により咳嗽反射（+）
気管支拡張作用	+	不明	−
特徴	●自発呼吸は保持される ●気道分泌物増加，交感神経刺激作用があり，血圧，心拍数の上昇がみられる ●悪夢を見ることがあり，ベンゾジアゼピン系静脈麻酔薬先行投与により予防できる	●呼吸抑制作用は弱い ●弱い鎮痛作用がある	●声門閉鎖，筋硬直が生じる可能性がある ●大量投与により，オピオイド離脱症候群や急性耐性を示すことがある

通常は単独で使用されるものではなく，プロポフォールとレミフェンタニル，ケタミンとレミフェンタニルやセボフルランとレミフェンタニルのように併用されることが多い。

抗が上昇するため，注意を要する[3, 4]。一方，セボフルランは強力な気管支拡張作用を有し，気道過敏性の上昇した喫煙者においても気管支拡張作用を有するため，喘息患者に対しては有利に作用する[4]。喘息患者では，気管支の炎症や喀痰で閉鎖した肺胞以外は過膨張となりやすい。わが国の『喘息予防・管理ガイドライン2015』では，人工呼吸管理に関して酸素化と呼気時間の確保，陽圧換気による過度の気道内圧上昇を避けることを推奨している[5]。一回換気量の設定は従圧式/従量式どちらでもよいが，従圧式の場合，気管支鏡の抵抗により一回換気量は大きく変動すること，従量式の場合は気道内圧上昇が生じることに注意する。手技開始まではFI_{O_2}は1.0，BT中は通電加熱による

発火の危険を避けるため，手技開始3分前よりFiO₂ 0.21で換気する。また，操作によるエア漏れを最小限に抑えるため気管支鏡用閉鎖コネクター(図1)の使用も推奨される。

フェンタニルやレミフェンタニルなどのオピオイド投与により声門閉鎖や筋強直が生じる場合があるため[6]，レミフェンタニル投与中に急激な回路内圧上昇が生じた場合は声門閉鎖を疑う。

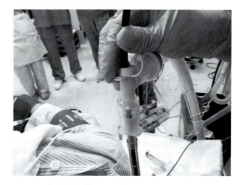

図1 ▶ 気管支鏡用閉鎖コネクター

カプノグラムは，閉鎖回路であれば気道抵抗の状況を検知可能かもしれないが，一般的には気管支鏡操作により変動する。

NSAIDsはシクロオキシゲナーゼ-1を阻害し，プロスタグランジン合成が減少する。そのため，5-リポオキシゲナーゼ活性化蛋白質や5-リポオキシゲナーゼに対するプロスタグランジンの抑制作用が低下し，ロイコトリエン等の合成が制御されなくなる。これらには強力な炎症促進作用があり，気管支収縮，血管収縮，血管透過性亢進，粘液分泌，鼻粘膜腫脹，気道浮腫の促進や気道好酸球浸潤をきたし，アスピリン喘息発作が惹起される。

覚醒

基本的には，喘息発作や重篤な低酸素血症がなければ通常通り覚醒を行い，手術室において抜管する。筋弛緩薬の残存には注意が必要であり，十分な筋力が回復した後に抜管する。筋弛緩が残存している可能性がある場合は筋弛緩薬の拮抗薬であるスガマデクスを投与する。従来使用されていたネオスチグミンは喘息発作を誘発する可能性がある。誤嚥の危険がなく，マスクによる気道確保が容易であると判断される場合には，深麻酔を維持したまま，気管内吸引，口腔内吸引をした上で抜管し，マスクで覚醒させる方法もよい。

その他，深麻酔のまま抜管し，ラリンジアルマスクを挿入し，覚醒後にラリンジアルマスクを抜去する方法を選択してもかまわない。

術後管理の注意点

BT施行後の患者における喘息発作は，通常1日以内に認められる。また，術後に無気肺が認められることもあり[7]，集中治療管理が可能な施設への収容が必要となる。また，BT施行後の呼吸機能検査においては，多くの症例において％VC, FEV₁.₀%, FEV₁.₀や％ピークフローに変化を認めていない(データ未公表)。麻酔科に対する2回

目以降の施行の説明として呼吸機能データの改善がないからといって，喘息の改善がないことではなく，重症発作頻度の低下，救急受診回数の減少における有効性[8]を重点に説明すべきである。

気管支サーモプラスティに特有な注意点

BTの通電中は，FIO_2を0.21にする必要がある。麻酔回路が完全に閉鎖回路になっていない場合，全身の酸素化が低下する可能性があり，麻酔科医・呼吸器内科医がともに呼吸状態に配慮し連携を図る必要がある。また，可能な限り気管支鏡画像，生体モニターの情報を共有できるように手術室内のモニター配置も工夫する(図2)。

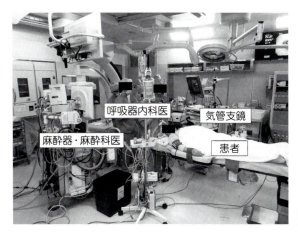

図2▶手術室内のレイアウト例

文献

1) Cheney FW, et al：Adverse respiratory events infrequency leading to malpractive suits. A closed claims analysis. Anesthethesiology. 1991;75(6):932-9.
2) Malik JA, et al：Anticholinergic premedication for flexible bronchoscopy:a randamaized, double-blind, placebo-controlled study of atropine and glycopyrrolate. Chest. 2009;136(2):347-54.
3) Dikmen Y, et al：Pulmonary mechanics during isoflurane, sevoflurane and desflurane anaesthesia. Anaesthesia. 2003;58(8):745-8.
4) Goff MJ, et al：Absence of bronchodilation during desflurane anesthesia: a comparison to sevoflurane and thiopental. Anesthesiology. 2000;93(2):404-8.
5) 「喘息予防・管理ガイドライン2015」作成委員会：喘息予防・管理ガイドライン2015. 日本アレルギー学会喘息ガイドライン専門部会，編. 協和企画，2015.
6) Abrams JT, et al：Upper airway closure: a primary source of difficult ventilation with sufentanil induction of anesthesia. Anesth Analg. 1996;83(3):629-32.
7) 峯下昌道，他：難治性喘息への新たな一手-Bronchial thermoplastyについて-. LUNG. 2016;24(2):17-20.
8) Asthma Intervention Research 2 Trial Study Group：Bronchial thermoplasty: Long-term safety and effectiveness in patients with severe persistent asthma. J Allergy Clin Immunol. 2013;132(6):1295-302.

(加藤篤子，日野博文)

8 手技の実際

気管支サーモプラスティ（BT）の術前準備や術前処置，麻酔方法，前処置などの詳細については，それぞれの項目を参照されたい。ここでは，具体的なテクニック，主な流れについて述べる。

術前の注意点 (☞ p26)

原則として入院で行う。手技前の3日間，手技当日，手技翌日の合計5日間は，プレドニン50mg／日を経口投与する。手技当日，気管支拡張薬投与後の1秒量（FEV_1）を測定し，平常値の85％を上回ることを確認する。

局所麻酔で行う場合，咳嗽や体動が手技の成否を左右するので，ミダゾラムなどによる静脈麻酔を行うとともに，手技前にサルブタモール等のSABAの吸入と鎮咳薬としてフェンタニルを使用しておく。気道分泌物の抑制目的でのアトロピンなどの抗コリン薬の使用の意義は明確でないが，BTの臨床試験では使用されていた。

治療スケジュール

両側気管支を処置するためには，通常，右下葉，左下葉，両側上葉の順に3回のセッションに分けて，3週間以上の間隔をあけて行う（**図1**）。

BT治療後，処置気管支周囲にはthermal injuryという温熱による組織傷害が生じる。治療翌日以降の胸部CTにて，処置気管支壁の肥厚，気管支周囲のconsolidation（コンソリデーション），すりガラス陰影，無気肺がみられる（**図2**）。このような組織傷害の程度は症例によって異なるが，処置気管支から末梢肺実質，さらに胸膜面に及ぶ場合もある。しかし，これらのthermal injuryは，しだいに改善し，BT後3週間目のCTでは完全に消失している。したがってBTは，3週間以上の間隔をあけて行う必要がある。右中葉は気管支が長く狭窄を起こしやすいため，中葉症候群などの発生の恐れがあるという理由で処置しない。

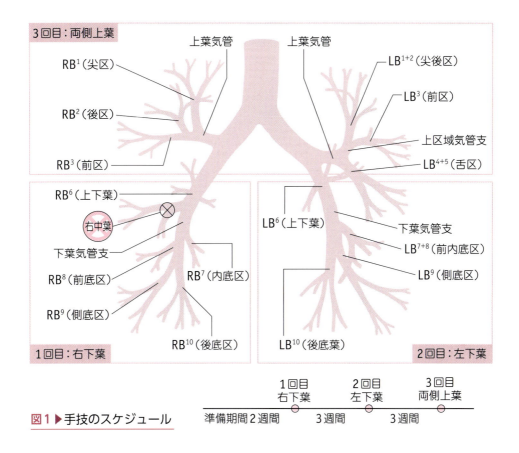

図1 ▶ 手技のスケジュール

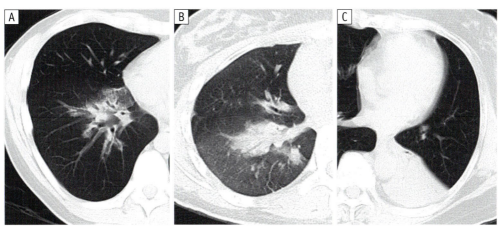

図2 ▶ BT後に認められたthermal lung injury：自験例
A：気管支壁肥厚，B：consolidation，C：無気肺
これらに加えて，それぞれにすりガラス陰影がみられる。

役割分担（表1，図3）

　気管支鏡術者は気管支鏡の操作とプローブの位置決定を行い，周囲の介助者などに指示しながら手技の全体の進行を行う。フットスイッチによる通電操作は，通常，気管支鏡術者が行うが，気管支鏡術者の指示でカテーテル術者が行ってもよい。カテーテル術者は，気管支鏡術者の指示に従ってプローブの開閉操作やカテーテル挿入抜去の補助や管理を行う。気管支鏡術者は処置部位をその都度，記録者に告げ，記録者は処置漏れ部位が残ったり，同じ箇所を二重に処置したりしないよう，気管支マップ（図4）に処置部位を記録する。

表1 ▶ BTでの役割分担

①熟練した気管支鏡医	●カテーテルのポジショニング ●バスケット電極の操作についてカテーテル術者に指示 ●フットスイッチの操作
②カテーテル術者	●カテーテル挿入・抜去の補助 ●ハンドルを操作してバスケット電極を展開・収縮 ●カテーテルの管理（挿入前後）
③記録者	●手技進行のマッピングを行う担当者（術者との相互確認）

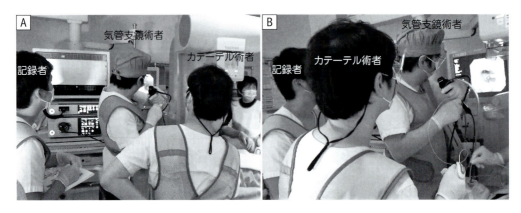

図3 ▶ 局所麻酔下でのBT

A：X線透視装置は必ずしも必要でない。しかし，筆者らの施設では，どの程度末梢側までプローブが挿入されているのか確認する意味で，初期の頃には用いていた。
B：カテーテル位置は，呼吸や咳嗽，体動などで容易にずれることがあるので，気管支鏡術者とカテーテル術者は共同で位置確認を行う。

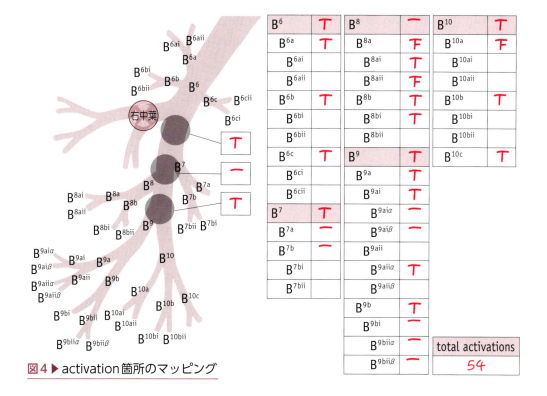

図4 ▶ activation箇所のマッピング

手技の実際

気管支鏡の選択

気管支鏡は，口径2mmで絶縁対応があるファイバースコープを用いる。処置可能なすべての気管支に挿入するためには，挿入部回転機能がある細径ファイバーBF-P290が使いやすい。

麻酔（☞p33, p41）

局所麻酔下あるいは全身麻酔下で通常の気管支鏡手技で行うが，局所麻酔で非挿管下に行う場合が多い。ミダゾラムなどによる静脈麻酔を使用する。全身麻酔で施行する場合は，体動や咳嗽がなく静穏，迅速に施行できる場合が多い。手術室が確保できない場合，内視鏡室への出張麻酔も施設によっては考慮する（図5）。

通常の内腔観察およびキシロカインによる気管支内腔麻酔を施行後，手技を開始する。

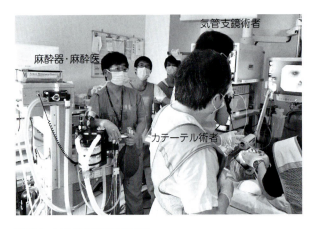

図5 ▶ 全身麻酔下でのBT
手術室が使用できない場合は麻酔器を内視鏡室に持ち込み，麻酔科医の出張で施行する場合もある。

気管支鏡の挿入

拡張式の4極高周波電極のついたカテーテル（図6A）を気管支鏡の鉗子口より挿入する。**挿入口の入口でカテーテルが折れないように注意してショートストロークで慎重に挿入する。**

目標とする気管支のできるだけ末梢に気管支鏡を挿入し，鉗子口からカテーテル先端を突出させ，気管支内で電極プローブを開大して気管支粘膜に接触させ，高周波発生装置から通電して温熱処置（activation）を行う（図6B）。

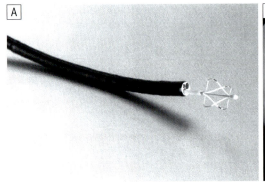 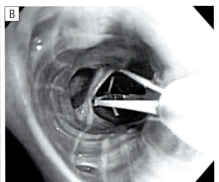

図6 ▶ 拡張式の4極高周波電極カテーテルと気管支内腔での拡張

(Boston Scientific社より提供)

activationの実際

プローブの開閉は，気管支鏡術者の指示でカテーテル術者が行う。通電はフットスイッチで行う。スイッチを踏むと，通電中は2秒ごとに短音のブザー音が鳴り，10秒後長音が鳴ったら通電終了となる。4極電極の1つにセンサーがついており，電極の接触不良が発生するとアラーム音が鳴り，通電が中止される。

カテーテルのハンドルはゆっくり握り，開いた電極が軽く気管支壁に接する程度に保つ。強く握り過ぎると電極が反転して変形してしまうことがある。

処置部位は，直視可能でかつプローブの挿入可能な内径3〜10mm程度の気管支であり，末梢気管支から中枢気管支に向かって順次処置する。

カテーテルの電極部が直視できない場合は，activationしない。 気胸や縦隔気腫，気道出血などの原因となる恐れがある（図7）。

10秒間通電したらハンドルを開き，カテーテルを閉じたのちカテーテルのシャフトマーカーを目印に5mm近位方向に引き抜き通電を繰り返す。

処置漏れ部位や重複処置部位がない隣接した通電処置を心がける。下葉の気管支など**呼吸性変動の多い部位では，**気管支ファイバーとプローブを呼吸運動に合わせて軽く動かし**プローブ先端がずれないように保持する。**上葉などで挿入しにくい部位は，スコープの軸回転機能などを駆使して**処置可能な気管支を逃さない**ように努力する。術中に気道狭窄や気道浮腫が起こると処置できない領域が増え効果が落ちると考えられるので，できる限り気道に刺激を与えないように迅速，円滑，的確に，**熟練した気管支鏡専門医が施行する**ことが重要である。

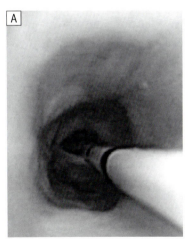 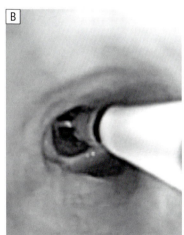

図7 ▶ activation時の電極プローブの適切な位置
A：beyond vision。プローブが深く入りすぎ，電極部が直視できないため危険である。
B：within vision。電極部が直視できる位置でactivationを行う。

(Boston Scientific社より提供)

術前のシミュレーション（☞p26）

中間幹や主幹など内径10mm以上の太い気管支は，プローブが気管支面に接触できないため処置できない。術前に胸部CTを行いバーチャル画像からどの気管支で何回activation可能であるかシミュレーションしておくと有用である。

術中の清潔

術中に，カテーテル電極部に分泌物などが付着した場合は，カテーテルを引き抜き，カップに入れた滅菌生理食塩水などの中でよく振盪し洗浄する。汚れが取れない時は，滅菌ガーゼや綿棒でやさしく拭き取る。

activation回数

activation（通電出力）について，海外の報告では，通常平均一側下葉で45回，両側上葉で60回と言われている。わが国での施行症例の平均値（**表2**）は，右下葉50.5±16.7回，左下葉48.8±16.8回，両側上葉73.5±24.0と多く，施行経験とともに増加する傾向がある。両側上葉の容積は，症例によっては予想外に大きく，100回以上のactivationが可能である。下葉の処置で無気肺など高度のthermal injuryを起こした症例では，安全のために，上葉の処置は左右を2回に分割して行うことも考慮する（☞p57）。

表2 ▶ わが国の症例でのactivation回数と治療時間

治療回数	治療部位	平均activation回数 （mean±SD）	治療時間（分） （mean±SD）
1回目	右下葉	50.5±16.7	46.2±16.7
2回目	左下葉	48.8±16.8	43.9±16.0
3回目	両側上葉	73.5±24.0	56.7±19.1

n = 124（2016年11月1日時点）

（Boston Scientific社より提供）

術者の資格

BTの手技自体はそれほど技術を要するものではないが，より広い範囲をむらなくactivationを行う緻密で丁寧な処置が効果に影響する可能性がある。また，重症喘息に対する気管支鏡手技であり，施行時間も長く，短期での合併症も少なくない。よって，施行医は気管支鏡に熟練した日本呼吸器内視鏡学会の気管支鏡専門医であり，かつ気管支喘息治療に精通した日本アレルギー学会専門医であることが望ましい。その上で，初回導入においては実際の施行施設での見学やシミュレーターを用いたトレーニングを行った者に施行医を限定するなど，慎重な導入が重要と思われる。

症例 4
気管支サーモプラスティ後の３葉完全無気肺に伴う呼吸不全に対し ECMO が必要であった重症喘息の１例

62歳，女性

50歳で発症した非アトピー型喘息。BT施行目的に当院へ紹介された。

喫煙歴：20〜25歳まで10本／日。

治療薬：高用量ICS／LABAの吸入に加え，ロイコトリエン受容体拮抗薬内服，プレドニゾロン5mg／日内服にてもコントロール不良で，月に１回は増悪のため救急外来受診していた。

検査所見：入院時のβ_2刺激薬吸入後FEV_1/FVCは68.8％，％predicted FEV_1は102.4％であった。QOLスコアは，ACT7点，ACQ7点と不良であった。

気管支サーモプラスティ治療

１回目

3月28日，右下葉に対する１回目BTはミダゾラムとプロポフォール併用による静脈麻酔下に施行された。activation回数は52回で，術後は局所の軽い喘鳴と咳嗽を認めた。術後２日目の胸部CTでは，処置気管支周囲のconsolidationと周辺に広範なすりガラス陰影を認めた。SpO_2は95％で，呼吸困難は認めなかった。胸部X線で，陰影も改善傾向がみられたため，術後１週間で退院した。

２回目

3週間後２回目のBT入院時の胸部CTでは，陰影は完全に消失していた。4月18日，左下葉に対して60回のactivationが施行された。２日後のCTで左下葉の完全無気肺を認めたが，SpO_2は95％で，10日後には軽快し退院した。

３回目

5月16日，３回目のBTが両側上葉に対して行われた。右上葉に43回，左上葉に37回施行された。BT後，咳嗽が増加し，両側上肺野で喘鳴を聴取。SpO_2は，2L／分経鼻酸素吸入下で94％であった。施行２日後には呼吸困難を訴え，SpO_2は，O_2 4L／分下で92％と低下した。胸部CTでは，両側上葉の完全無気肺を認めたが，肺血栓塞栓症は認めなかった。CRPは0.02で感染徴候はなかった。

術後５日目には，ベンチュリマスク（FIO_2 0.5）でSpO_2は92％と悪化したため，ICUへ入室した。気管挿管し人工呼吸器を装着したが，FIO_2 1.0でもPaO_2 73.5TorrでPaO_2/FIO_2 73.5と改善が得られなかった。気管支鏡を施行したが，mucous pluggingやfibrin pluggingは認めなかった。

低酸素血症の改善が得られないため，最終的にveno-venous ECMOの導入となった。BT後7日目に胸部CT再検したところ，両側上葉以外に右下葉にも完全無気肺が存在す

ることが判明した。

その後しだいに無気肺および酸素化も改善し，BT後11日目にECMOおよび人工呼吸器から離脱できた。16日目には退院した。最終BT施行3ヵ月後にはACT22と改善し，救急外来受診はなくなり，経口ステロイドも中止できた。

	1回目：右下葉	2回目：左下葉
BT施行日	3月28日	4月18日
activation回数	52回	60回
経過	術後に局所の軽い喘鳴，咳嗽 術後2日目，胸部CTにて処置気管支周囲のconsolidationと広範なすりガラス陰影を認める 術後2日	術後2日目，胸部CTにて左下葉に完全無気肺を認める 術後2日
退院	術後1週間	術後10日

	3回目：両側上葉
BT施行日	5月16日
activation回数	右上葉43回　左上葉37回
経過	術後咳嗽増加，両側上肺野で喘鳴 術後2日目，呼吸困難，SpO_2低下，胸部CTにて両側上葉の完全無気肺を認める 術後5日目，さらにSpO_2悪化低酸素血症の改善が得られず，ICU入室しECMO導入 術後7日目，胸部CTにて右下葉にも完全無気肺を認める 術後2日　　　　　　　術後7日
退院	術後16日

56

考察

本症例では，両側上葉の完全無気肺に加え，それに伴う気管支の偏倚のためか右下葉にも完全無気肺が出現し，ECMOが必要となる著明な呼吸不全を呈した。BT後の無気肺はAIR2試験では5.3％，RISA試験では13.3％に認めたと報告されている[1, 2]。筆者らの施設で経験した9症例では，37.5％に葉無気肺を認めた。特に，下葉で無気肺を呈した症例では上葉にも無気肺を呈することが多かった。fibrin pluggingによって無気肺を繰り返した症例も報告されている[3]。BT後のthermal lung injuryは，処置気管支の壁肥厚から，すりガラス陰影，consolidation，無気肺と，程度は異なるものの全例で認められる[4, 5]。

通常は局所の喘鳴や一過性の低酸素血症程度で改善することが多いが，本症例のように著明な呼吸不全を呈することも稀ながらあることを念頭に置く必要がある。

両側上葉の容積は，個体差があり下葉より大きい場合もある。BTは，慣例的に3セッションで両側上葉は同時に行われてきたが，下葉で無気肺を呈した症例では上葉でも無気肺を呈し，呼吸不全に陥る可能性があるため，このようなケースでは安全のため，3回目の両側上葉は2回に分けて合計4セッションで処置を行うことも考慮すべきと思われる。

文　献

1) AIR2 Trial Study Group：Effectiveness and safety of bronchial thermoplasty in the treatment of severe asthma: a multicenter, randomized, double-blind, sham-controlled clinical trial. Am J Respir Crit Care Med. 2010；181(2)：116-24.

2) RISA Trial Study Group：Safety and efficacy of bronchial thermoplasty in symptomatic, severe asthma. Am J Respir Crit Care Med. 2007；176(12)：1185-91.

3) Facciolongo N, et al：Recurrent lung atelectasis from fibrin plugs as a very early complication of bronchial thermoplasty: a case report. Multidiscip Respir Med. 2015；10(1)：9.

4) Pretolani M, et al：Reduction of airway smooth muscle mass by bronchial thermoplasty in patients with severe asthma. Am J Respir Crit Care Med. 2014；190(12)：1452-4.

5) Debray MP, et al：Early computed tomography modifications following bronchial thermoplasty in patients with severe asthma. Eur Respir J. 2017；49(3). pii: 1601565.

（石井芳樹）

9 合併症と対処

気管支サーモプラスティ（BT）は，内径3～10mmの気管支に65℃・10秒間の高周波電流による熱エネルギーを与える気管支内視鏡治療である。わが国ではまだ2年しか経っていない新規の非薬物療法であり，日本人における安全性に関するデータが不十分である。そのため，症例の集積とともに今後新たな合併症が見つかる可能性もある。

患者選択に際しては十分吟味し，安全にかつ慎重にBT治療を行い，治療経験を積み重ね今後のエビデンスを作成していく必要がある。

気管支サーモプラスティ治療に伴う有害事象

表1に，喘息患者を対象にBT治療した際の有害事象に関する既報告を示す[1~6]。短期的な咳嗽，呼吸苦，喘鳴，着色痰，胸部不快感，入院率上昇，肺葉/区域の肺虚脱，下気道感染，喀血などが主な有害事象である。これらの有害事象は，必ずしもBT治療

表1 ▶ これまでのBTにおける有害事象の報告

	対象人数	研究デザイン	重症度	有害事象	追跡期間	文献
feasibility試験	16	前向き非ランダム化	軽症～中等症	咳嗽，呼吸苦，喘鳴，気管支攣縮	2年	1
RISA	32	多施設前向きランダム化コントロール	重症	咳嗽，呼吸苦，喘鳴，着色痰，胸部不快感，入院率上昇，肺葉/区域の肺虚脱	1年	2
AIR	112	多施設前向きランダム化コントロール	中等症～重症	咳嗽，呼吸苦，喘鳴，夜間覚醒，入院率上昇	5年	3, 4
AIR2	288	多施設前向きランダム化二重盲検化シャムコントロール	中等症～重症	咳嗽，喘鳴，胸部不快感，上気道感染，入院率上昇，肺葉/区域虚脱，下気道感染，喀血	5年	5, 6

手技に伴う合併症であるかどうかは一概には言えない。AIR2試験は，通電しないシャム群を対象においた研究であり，シャム群と比較して頻度の多い有害事象はBT治療に関連した有害事象である可能性がある（**表2**）[5]。

　最初の気管支鏡手技から最終手技の6週後までの手技期間と，最終気管支鏡手技の6週後から12カ月後までのフォローアップ期間に分けて，それぞれ有害事象を考えるとわかりやすい。特に，手技期間中に頻度の高い有害事象は，BT治療に関連が深い有害事象と考えられる。

　AIR2試験で認められた喘息，胸痛，呼吸困難，下気道感染，無気肺，気管支炎，喀血は，明らかにBT治療により生じた下気道病変に由来するものであり，BT治療に伴う合併症と考えられる。上気道炎，副鼻腔炎，鼻炎などの上気道感染に関しては，下気道治療のBT治療の直接的な合併症として説明するのは困難である。

表2 ▶ AIR2試験においてシャム群より頻度の高かった有害事象

	手技期間	フォローアップ期間
上気道感染	20%	30%
鼻咽頭炎	—	11%
ウイルス性上気道感染	4%	—
急性副鼻腔炎	3%	—
鼻炎	2%	—
喘息	52%	—
喘鳴	15%	4%
胸痛	14%	3%
呼吸困難	11%	2%
下気道感染	8%	—
無気肺	5%	—
気管支炎	4%	7%
喀血	3%	—
頭痛	14%	5%
不安	4%	—
消化不良	4%	—
インフルエンザ	4%	—
発熱	4%	—
高血圧	3%	—
尿路感染	—	3%

（文献5より引用）

主な合併症

気管支炎／気管支周囲炎，無気肺

　　BT治療数時間後には，一過性に気道がむくみ，治療部位に一致した気道狭窄，喘鳴が生じ，ピークフローや1秒量（FEV_1）も低下する。胸部X線では，治療部位に一致した浸潤影が出現する。CTで確認すると，治療した部位の気管支狭窄とその気管支周囲の肺にconsolidationが出現する（図1）[7]。これらの合併症は翌日をピークに徐々に改善し，1週間以内にはほぼ改善する[8]。熱エネルギーにより気管支，肺に傷害が生じているもので，気管支狭窄を伴う気管支炎と気管支周囲の肺へ炎症が波及している。

　　表3に，筆者らの施設でのBT治療に伴う合併症をまとめた[9]。AIR2試験などで報告されている"喘息様症状"という有害事象は，熱エネルギーによる気管支炎／気管支周囲炎と考えられ，通常の喘息とはまったく病態が異なると考えられる。筆者らは表3のようにあえて気管支炎／気管支周囲炎と喘息発作（治療部位以外の気管支も狭窄を呈する）とを分けて考えている。

　　聴診所見で，BT治療部位のみでの喘鳴聴取であれば熱損傷による気管支炎，治療部位以外の気管支でも喘鳴聴取していれば通常の喘息発作と考えられる。これらは，区別すべきであると考える。また，無気肺は気管支炎が重症の場合に中枢気道が完全に閉塞することで生じるものと考えられる。無気肺まで呈した場合には，改善までに2週間程度要することもある。BT治療前のFEV_1値が80％以上に改善していれば退院可能とさ

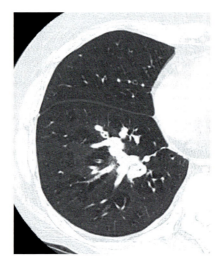

図1 ▶ 右下葉気管支：自験例
治療後1日目。治療部位の気管支狭窄と気管支周囲の肺にconsolidationがみられる。

表3 ▶ 当院BT治療に伴う合併症

治療部位の気管支周囲炎	97.2%
治療部位の無気肺	16.7%
細菌性肺炎	8.3%
喘息発作	8.3%
気管支真菌症	5.6%
喀血	5.6%

（文献9より引用）

れているが，気管支炎/気管支周囲炎が重症の場合は，すぐに退院できないこともある。

　筆者らの検討では，気管支炎/気管支周囲炎の程度とBTのactivation回数との関連性は見出せなかった。重度な気管支炎/気管支周囲炎を起こさないためには，きちんと5mm間隔でカテーテルを引き抜きながらBT治療をすることを心がける必要があり，特に呼吸性変動の多い下葉の治療の際に注意を要する。もちろん，同じ部位にBT治療をしてはいけない。また，この気管支炎/気管支周囲炎は，細菌感染とは異なるので抗菌薬治療は不要である。

　BT治療後1日目まではプレドニゾロン50mg相当のステロイド投与を行うのが通常であるが，筆者らの施設(以下，当院)では気管支炎/気管支周囲炎が強い場合は，2日目以降もステロイドを漸減継続したり，気管支拡張薬のネブライザー吸入を施行したりしている。ただし，ステロイド継続や気管支拡張薬投与が必ずしも気管支炎/気管支周囲炎を早期に改善できているかどうかは不明である。

細菌性肺炎，気管支感染症

　BT治療部位は，熱エネルギーによる気道粘膜損傷状態であり，しかもBT周術期には大量のステロイド使用の影響もあって易感染状態となっている。細菌感染やカンジダ，アスペルギルスなどの真菌感染も起こしやすい状態にあり，留意する必要がある。もともと吸入ステロイドで口腔カンジダ症を起こしやすい患者では，特に気管/気管支カンジダ症に注意を要する。

　前述のように，熱損傷による気管支炎により気道狭窄をきたしている状況では，容易に気道感染が増加するものと考えられる。気道狭窄のピークは術後1～2日目であり，感染症の発症はその後に生じることが多く，当院でも肺炎は術後3～5日目に生じている。通常の細菌性肺炎であれば，抗菌薬加療により軽快する。気管支真菌症などの場合は，発熱などの症状に乏しいため，次回のBT治療の際に内視鏡で覗きようやく判明することが多い。このような下気道感染症の発症予防や治療対策のために，BT治療の際には真菌や抗酸菌の培養も含めた気道内吸引痰の培養は必ず施行すべきである。安定期の喘息患者でも気道に細菌のcolonizationも多々認められることから，気道内痰の培養は重要であると考えられる[10]。

喀血，出血

　気管支内腔には通常太い血管は存在しないが，時にBT治療中や治療後に喀血を起こす症例がある。BT治療に伴う熱エネルギーが気管支動脈に炎症を起こして偽動脈瘤を形成し，出血を引き起こしたという症例報告もある[11]。稀であるが，重篤な合併症として注意を要する。BT治療前には，抗凝固薬や抗血小板薬など出血傾向をきたす可能性のある薬の服薬がないかを確認する必要がある。もし使用していれば，BT治療をす

べきではない。喀血の際には止血剤投与を行うが，それでも治療に難渋する場合は気管支動脈塞栓術が必要になる。

喘息発作

周術期にはプレドニゾロン50mg相当のステロイドを使用しながらBT治療を施行するが，術後に喘息発作を生じる場合もある。特に，3回目の手技の両側上葉治療後や，もともと閉塞性換気障害の強い患者の場合は喘息発作を生じやすい傾向にあり，術後の注意深い観察が必要である。喘息発作を起こしているようであれば，術後の呼吸機能検査は当然施行すべきではなく，全身ステロイド点滴加療などが必要となる。喘息発作を生じたからといって必ずしもBT治療が奏功していないとは言えず，長期的に増悪頻度が減少したかどうか経過観察が必要である。

その他の合併症

その他の合併症として，器質化肺炎，気胸などがある。器質化肺炎に関しては，BT治療刺激に対する宿主側の過剰な反応と考えられ，術後2日目に周術期の大量ステロイドを中止することが一因となっている可能性もある。器質化肺炎を生じた場合には大量ステロイドを継続し，徐々にステロイドを減量する必要がある。また，気胸に関しては，重症の無気肺などを呈している際，無理に強制呼出の呼吸機能検査を施行する場合に生じることがある。無気肺の範囲が広い場合は，呼吸機能検査を控えるべきと考えられる。

症例
5 気管支サーモプラスティが奏功した喀痰の多い喘息患者の１例

47歳，男性

16歳より気管支喘息を発症，47歳時に，深呼吸ができないことをきっかけに当院受診となった。既存の喘息治療を最大限に行ってもコントロール不良のため，BT治療を施行する方針となった。

喫煙歴：なし。

現病歴：16歳で気管支喘息を発症。18〜22歳時，救急外来でステロイド点滴治療が10回程度の発作あり。47歳，深呼吸での咳き込み症状が強く，オマリズマブ600mg／2週間ごと治療を追加したが，深呼吸ができない状況が継続し，過去１年に２回の全身ステロイド治療を要する重度増悪を認めた。数年前より喀痰が出現するようになり，$FEV_{1.0}$が徐々に低下傾向で％FEV_1は52.2％であった。

治療薬：オマリズマブ600mg／2週間，フルチカゾン200μg／ビランテロール１吸入／日，チオトロピウム5μg／日，テオフィリン400mg／日，モンテルカスト10mg／日。

気管支サーモプラスティ治療

術前のACQ5は1.8と喘息コントロール不良，AQLQは4.1とQOL低下が認められていた。検査当日の気管支鏡所見では，両側気管支内腔に膿性痰を多量に認めたため，気管支鏡にて十分に吸痰を行った後にBT治療を施行した。右下葉支，左下葉支，両側上葉支にそれぞれ97，73，103回のactivation治療を行った。

3回の気管支鏡施行時の気道内吸引痰からは，1回目にインフルエンザ桿菌，2回目に緑膿菌，3回目にアシネトバクターが培養で検出されたが，発熱などの気道感染徴候は一度も認められなかった。

入院時の$FEV_{1.0}$は1.34Lであったが，治療翌日には1.53Lまで改善した。その後，計3回にわたりBT治療を施行したが，膿性痰は明らかに減少傾向を認め，$FEV_{1.0}$は3.55L（％FEV_1 98.3％）まで改善を認めた。ACQ5も1.8から0.2に喘息コントロールも改善，AQLQも4.1から6.8まで改善し，明らかなQOLの改善が認められた。

自覚症状に関しても，痰減少，深吸気時や冷気吸入時の咳き込みの減少などの改善が認められた。また，BT治療後１年が経過したが，喘息の増悪は認められていない。

考察

今回，喀痰の多い難治性喘息患者において，BT治療が奏功した一例を経験した。通常痰の多い場合はBT治療の支障となるため，BT治療は推奨されない。また，気道感染があれば適応外である。本症例では，細菌の慢性気道内colonizationが気管支喘息に合

併していたものと考えられ，BT治療は敬遠されやすい患者である。

ただし，1年後のアウトカムをみるとBT治療が奏功しており，必ずしも膿性痰が多い

だけでBT治療を避けるべきではないと言える。

文　献

1) Cox G, et al:Bronchial thermoplasty for asthma. Am J Respir Crit Care Med. 2006; 173(9):965.

2) RISA Trial Study Group:Safety and efficacy of bronchial thermoplasty in symptomatic, severe asthma. Am J Respir Crit Care Med. 2007;176(12):1185-91.

3) AIR Trial Study Group:Asthma control during the year after bronchial thermoplasty. N Engl J Med. 2007;356(13):1327.

4) AIR Trial Study Group:Long-term (5 year) safety of bronchial thermoplasty: Asthma Intervention Research (AIR) trial. BMC Pulm Med. 2011;11:8.

5) AIR2 Trial Study Group:Effectiveness and safety of bronchial thermoplasty in the treatment of severe asthma: a multicenter, randomized, double-blind, sham-controlled clinical trial. Am J Respir Crit Care Med. 2010;181(2):116-24.

6) Asthma Intervention Research 2 Trial Study Group:Bronchial thermoplasty: Long-term safety and effectiveness in patients with severe persistent asthma. J Allergy Clin Immunol. 2013;132(6):1295-302.

7) Debray MP,et al:Early computed tomography modifications following bronchial thermoplasty in patients with severe asthma. Eur Respir J. 2017;49(3):1601565.

8) 飯倉元保，他：日本人2例の重症持続型気管支喘息患者に対する気管支サーモプラスティ施行経験に基づいた報告. 気管支学. 2015;37(4):450-7.

9) Iikura M, et al:Bronchial thermoplasty for severe uncontrolled asthma in Japan. Allergol Int. 2017. pii:S1323-8930(17)30107-7.

10) Iikura M, et al:The importance of bacterial and viral infections associated with adult asthma exacerbations in clinical practice. PLoS One. 2015;10(4):e0123584.

11) Nguyen DV, et al:Bronchial Artery Pseudoaneurysm With Major Hemorrhage After Bronchial Thermoplasty. Chest. 2016;149(4):e95-7. doi:10.1016/j.chest.2015.09.016.

（飯倉元保）

10 術後管理

　気管支サーモプラスティ（BT）は気管支鏡を用いる手技であり，術後管理に関しては通常の気管支鏡検査に準ずるが，全身麻酔下で行う場合などは異なる部分もある。また，術後にはBT特有の合併症を認めることがある。ここでは，術後管理，および術後に生じる合併症について述べる。また，わが国では入院での治療が前提となっており，退院の基準についても概説する。

静脈麻酔・局所麻酔

　通常の気管支鏡検査での鎮静方法は施設により多様であり，日本呼吸器内視鏡学会の2010年のアンケート[1]では，前投薬としてヒドロキシジン，ペンタゾシン，ペチジンなどが用いられている。また，静脈麻酔を使用している施設は半数以下であるが，ミダゾラムやプロポフォールが用いられている。BTは治療時間が通常の気管支鏡より長くなるため，静脈麻酔を併用することが望ましい。

　筆者らの施設（以下，当院）では，通常の気管支鏡検査で使用しているリドカインによる咽頭麻酔，ペチジン，ミダゾラムによる静脈麻酔を併用して鎮静を行っている（表1）。術後管理に関して通常の気管支鏡検査と大きく異なる点はないが，クリニカルパスを用いて，術後2時間は安静・絶飲食として，呼吸状態，酸素飽和度，血圧，脈拍，意識状態などを定期的に観察するなど，通常の検査時と同様の観察を行っている（図1）。また，

表1 ▶ 当院での治療の概要

入院	治療前日から2泊3日
全身ステロイド投与	BT施行3日前から施行翌日の5日間 プレドニゾロン50mg／日相当内服
治療前投薬＋麻酔	① サルブタモールネブライザー ② リドカイン咽頭麻酔 ③ 硫酸アトロピン筋肉注射 ④ ミダゾラム＋ペチジン静脈注射
非挿管下で施行	使用気管支鏡：オリンパス社BF-Q290

65

気管支サーモプラスティ治療クリニカルパス〈2泊3日入院〉(医療者用)　主治医《　　　　》　指示受け看護師《　　　　》

○病名	○既往歴	○合併症	＜処方箋＞ ○持参薬 継続・中止・一部中止（一部中止薬:　　　） ○新規処方　（有・無） ○抗血小板薬内服（有・無）
○感染症:（有・無） ○アレルギー:（有・無） ○薬剤アレルギー:（有・無）	○現病歴 □身長　　cm　□体重　　kg		

	治療前日・入院当日　／（　） ＜治療前日＞	治療当日　／（　） 治療前	治療中	治療終了後	退院　／（　）
治療処置	○現在の内服内容の指示 （カルテ参照） □治療時注射指示受け □PSL内服確認	○前投薬（注射箋参照） ○静脈留置針 ○昼食後内服薬スキップ（　　）	○降圧剤使用　有・無 ○止血剤使用　有・無 ○酸素使用　L ○（麻）ペチジン　時間　量　方法 ○ドルミカム時間　量　方法（　　）	○抗生剤点滴　有・無 ○発作時 ①ネブライザーNeb-V施行 ②ヒドロコルチゾン300mg+NS50mL div 100ml/h	
検査	○採血（　　） ○X-P（胸部）（　　） □感染症データ確認（　　）	○肺機能（　　）	検査内容 □治療開始時間（　:　） □治療終了時間（　:　）	○X-P（胸部）撮影（　　） ○肺機能（　　）	○次回外来（　　） ○退院処方（　　） ○肺機能（　　）
観察検温	□入院時：T／P／BP／SPO2／前回発作（　　） □準夜：P／BP／SPO2（　　）	□安静時：P／BP／SPO2（　　） □前投薬前：P／BP／SPO2（　　） ○（麻）ペチジン　時間　量　方法（　　） □前投薬後：P／BP／SPO2（　　）	□治療開始時：P／BP／SPO2（　　） □治療終了時：P／BP／SPO2（　　）	□帰室時：T／P／BP／SPO2／血痰／胸痛／咽頭痛／咳嗽／呼吸困難感／肺雑音（　　） □治療後2時間：T／P／BP／SPO2／血痰／胸痛／咽頭痛／咳嗽／呼吸困難感／肺雑音（　　） □準夜：T／P／BP／SPO2／血痰／胸痛／咽頭痛／咳嗽／呼吸困難感／肺雑音（　　）	□朝6:00頃：T／P／BP／SPO2／血痰／胸痛／咽頭痛／咳嗽／呼吸困難感／肺雑音（　　）
食事	○制限無	○朝食後飲水禁止、昼食禁		○治療2時間後飲食開始	○制限無
清潔	○制限無	○治療当日は入浴禁止			○制限無
活動	○制限無	□治療・検査送迎は酸素架・点滴台付き車椅子で搬送		□治療後2時間まではトイレのみ可、以降、治療当日はできるだけ安静（病棟内のみフリー）	○制限無
説明指導	□入院治療計画書（　　） □治療同意書（　　） □入院オリエンテーション（　　） □治療オリエンテーション（　　） □転倒スコアアセスメント（　　） □パスに関する説明（　　）	□治療前排尿（　　） □装飾品除去（眼鏡・義歯・時計）（　　） □タオル・ティッシュ持参（　　）			□診断書（　　） □診察券（　　） □次回外来予約（　　） □内服薬（　　） □X－P返却（　　）
達成目標	予定どおり治療を受け退院できる				
看護問題	#1 不安なく治療を受けられる	#2 異常の早期発見及び対処ができる		#3 治療による合併症を起こすことなく、退院できる	
バリアンス	□有　□無／□有　□無	□有　□無	□有　□無	□有　□無／□有　□無	□有　□無／□有　□無
サイン	日勤（　）／準夜（　）	深夜（　）	検査室（　）	日勤（　）／準夜（　）	深夜（　）／日勤（　）

図1 ▶ BT治療のクリニカルパス

術後に気胸や無気肺等の確認のため胸部X線を撮影しているが，これも通常の検査時と同様である。

全身麻酔

全身麻酔下では，静脈麻酔・局所麻酔と薬剤などは違いがなくても麻酔深度が深く，気管内挿管も行われるため，より注意深く観察する必要がある。

呼吸状態

全身麻酔に使われる薬剤の多くは呼吸抑制が生じる可能性があり，術後には呼吸回数や呼吸様式について観察する必要がある。アネキセートなどの拮抗薬を使用している場合は，術直後は問題がなくても数時間後に呼吸抑制を認めることもあり，継続的に観察する必要がある。また，抜管時や挿管中の刺激により喘息発作が誘発されたり，気道の浮腫をきたしたりすることがあり，抜管は特に慎重に行う必要がある。

循環動態

鎮静による血圧や脈拍などの異常もしばしば起こる。鎮静薬による血圧の低下のほか，アトロピンやその他の薬剤による不整脈などに注意が必要である。

意識・精神状態

稀ではあるが，麻酔薬により意識障害の遷延や精神障害が起こることがある。また，手技によるストレスやステロイドの服薬による精神障害にも注意が必要である。

気管支サーモプラスティによる合併症

BT後に生じる症状は，やはり喘息や呼吸器に関係した症状が多いため，呼吸音の聴診も必ず行うべきである。術後には，右下葉で実施した場合は右下肺野，左下葉の時は左下肺野と，治療部位に一致した喘鳴がしばしば認められる。実施した部位以外でも喘鳴が聴取される場合は喘息発作状態である可能性があり，喘息発作に準じた治療が必要となる。

また，BTの対象疾患は重症喘息であり，治療後にはやはり喘息症状の悪化が懸念され，術中から既に発作を起こすケースや，術直後・当日夜間に発作を起こす例も多く認められる。

表2に，当院での術後の合併症を示す。17症例に対し51回の治療を行っているが，咳嗽，喘鳴といった呼吸器症状がほとんどの症例で認められる。また，鎮静や気管支鏡手技に伴うと思われる，発熱やふらつきなども認めている。

術後から退院までの間に注意すべき合併症として，喘息発作以外に，無気肺，加熱による肺傷害がある。これらは術後の細菌性肺炎との鑑別が難しい。細菌性ではないことも多いが，発熱，喀痰の性状などの臨床症状も含めて判断が必要である。

表2 ▶ 当院におけるBT後の合併症

症状		回数（％）
喘息症状 44回（86.3％）	咳嗽	28（54.9）
	喀痰	22（43.1）
	喘鳴	29（56.9）
	呼吸困難	24（47.1）
	胸部不快感	15（29.4）
発熱		13（25.5）
胸痛		17（33.3）
血痰		15（29.4）
めまい，ふらつき		10（19.6）
頭痛		8（15.7）

$n=51$

図2は自験例であるが，術後，加熱部位に一致した浸潤影を認める。この加熱による肺傷害はほとんどの症例で認められるが，その程度は様々である。酸素投与が必要となる場合や，稀ではあるが人工呼吸器や人工肺などが必要な重症呼吸不全を呈した報告もある。また，術後に肺膿瘍を起こした症例[2]や，粘液栓による無気肺により重症の呼吸不全を呈した症例[3]も報告されている。細菌性肺炎との鑑別が困難である場合は，抗菌薬の使用も考慮される。また，呼吸不全を呈するような症例ではステロイドの全身投与がしばしば行われるが，これらの合併症の多くは1週間程度で改善する。

さらに，術後に血痰を生じる症例も認めている。血痰も数日で改善することがほとんどであるが，海外の報告ではBT後に気管支動脈の仮性動脈瘤により気管支動脈塞栓術を必要とした症例[4]があるほか，当院でも血痰が持続し気管支アスペルギルス症と診断された症例を経験している。

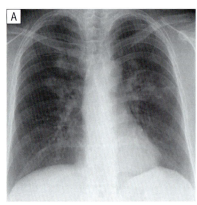
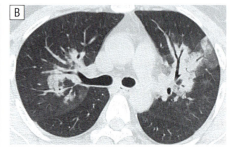

図2 ▶ 両側上葉治療3日後：自験例
A：胸部X線，B：CT
両側上葉のBT施行部位に一致した浸潤影を認める。

術後とは限らないが，全身性ステロイドを高用量で用いるため，それに伴う副作用にも注意が必要である。口腔カンジダやマラセチア皮膚炎などの免疫不全による合併症や，術後，ステロイドを中止する際に副腎不全をきたしたとの報告もある。長期でステロイドを使用しているような症例については，このような合併症にも注意が必要である。

退院許可基準

わが国では，BTは入院で実施することになっており，退院する際の基準も設けられている。BT実施後の退院基準は，気管支拡張薬吸入後の呼吸機能検査においてFEV$_{1.0}$が，治療前のFEV$_{1.0}$の80％を超えている必要がある。この基準はあくまで目安であり，基準を満たしていても，呼吸困難や喘鳴などの自覚症状，酸素飽和度の低下などあれば退院の延期を考慮すべきである。自験例においても51回の治療で約30％が入院期間の延長を要しており，多くの症例が自覚症状の悪化により退院が延期となっている（表3）。また，退院基準を満たし退院可能であっても，喘鳴や喘息症状がある場合には，ステロイドを追加投与することも検討される。

表3 ▶ 当院におけるBT治療後のイベント

	回（％）	備考
入院期間延長	16（31.4）	平均入院期間5.3日
退院時プレドニゾロン追加	25（49.0）	20～30mg
退院後全身性ステロイド使用	18（35.3）	―
退院後予定外受診	18（35.3）	―
退院後予定外入院	6（11.8）	―

$n = 51$

当院においても治療前からの5日間プレドニゾロン50mg投与に加えて，約半数の症例で治療2日後から20～30mgのプレドニゾロンを3～5日程度追加している。また，治療後1～2週間は肺傷害や喘息の悪化が起こる可能性が高く，退院後も状態の確認が必要である。治療後1週間程度で診察や検査を行うなど，注意深い観察が望ましいと考える。

◎

BTは今までにない新しい治療法であり，症例数もまだ少ない。

海外でも様々な合併症が報告されているが，国内においても予期せぬ合併症が生じる可能性が十分にあり，この治療を行うにあたっては慎重に治療，観察を行っていく必要がある。

症例 6　気管支サーモプラスティが奏功したアトピー性皮膚炎合併喘息の1例

46歳，女性

4カ月前より気管支喘息発作にて入院。退院後もフォローを行っていたがコントロール不十分であり，BT施行となった。

既往歴：アトピー性皮膚炎，逆流性食道炎。

生活歴：運送業。

喫煙歴：なし。

現病歴：幼少期よりアトピー性皮膚炎があり，45歳時に気管支喘息と診断された。治療4カ月前に気管支喘息発作で入院し，退院後も高用量吸入コルチコステロイド（ICS）/長時間作用型β_2刺激薬（LABA）や長時間作用型抗コリン薬（LAMA）で加療していたが，コントロール不十分であり，BTを施行する方針となった。

治療薬：ブデソニド/ホルモテロール6吸入/日，プランルカスト450mg/日，テオフィリン徐放錠200mg/日，チオトロピウム吸入5μg/日。

検査所見：治療前の検査，喘息コントロール状態は，IgE＜35IU/mL，IgE RAST：ダニ，ハウスダスト陽性。$FEV_{1.0}$ 2.2L，％$FEV_{1.0}$ 94.8％，AQLQ（Asthma Quality of Life）3.06，ACT（Asthma Control Test）12であった。

治療前1年間で救急外来受診が3回あり，いずれも全身ステロイド投与が必要であった。そのうち1回は入院治療が必要であった。

気管支サーモプラスティ治療

右下葉，左下葉，両側上葉に分けて3週間ごとに実施した。治療の延期はなかった。治療時間は右下葉，左下葉，両側上葉でそれぞれ43分，57分，54分。activation回数は77回，64回，94回であった。

ミダゾラムは平均6mg/回，ペチジンは35mg/回使用した。治療直後に喘鳴を認めたため，翌日以降もメチルプレドニゾロン24mg/日内服を数日継続した。また，治療後にBT施行部位に一致した浸潤影を認めたが，自然軽快した。その他，発熱や頭痛，胸痛，胸部不快感，ふらつきなどを一過性に認めたが，経過観察で速やかに改善した。

考察

治療1カ月後からAQLQ，ACTの改善がみられた。ACTは1カ月後には25点と著明に改善した。AQLQは0.5ポイント以上の改善が臨床的に有意であるとされており，治療1カ月後から改善がみられた。呼吸機能検査でも$FEV_{1.0}$の上昇が認められた。治療3カ月後にはテオフィリンを中止し，ICS/LABAの減量，LAMAの中止も可能であった。治療

6カ月後に,転職などの影響もあり症状の悪化を認め,治療薬の変更を要したものの,治療前との比較では,治療1年後でもAQLQ,ACT,FEV_1の改善を認めた.

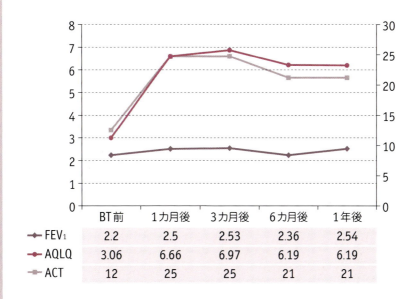

本症例のように罹患年数が短く,アトピー性皮膚炎などアレルギーの要素が強いと考えられる症例においても,BTは有効な治療法であった.

文 献

1) 浅野文祐,他:2010年アンケート調査からみた日本における気管支鏡の実態(2次出版)(委員会報告).気管支学. 2013;35(3):243-51.
2) Balu A, et al:Lung abscess as a complication of bronchial thermoplasty. J Asthma. 2015;52(7):740-2.
3) Facciolongo N, et al:Recurrent lung atelectasis from fibrin plugs as a very early complication of bronchial thermoplasty: a case report. Multidiscip Respir Med. 2015;10(1):9.
4) Nguyen DV, et al:Bronchial Artery Pseudoaneurysm With Major Hemorrhage After Bronchial Thermoplasty. Chest. 2016;149(4):e95-7.

(田下浩之)

11 有効性評価

　気管支サーモプラスティ（気管支焼灼術，BT）は，成人重症持続型喘息患者を対象とする気管支鏡手技であり，米国では2010年に承認，わが国では2015年4月に保険収載された新たな治療法である。従来，基底膜の肥厚や気道平滑筋の肥大に代表される気道のリモデリングは喘息最大の難治化要因とされ，現在使用可能な喘息治療モダリティでは気道リモデリングに対する治療効果は限定的とされてきた[1]。その肥大した平滑筋をターゲットとする治療がBTである。

　前臨床試験[2~6]を経て米国で実施された，無作為化シャム対照比較臨床試験であるAIR2試験[7]の結果として，実施後数週間は喘息関連の症状悪化を認めるも，これらの症状は速やかに改善し，その後の本療法の有用性が示されたことで世界的に認知された。その後，長期の有効性に関しても1年目に認めた重篤な増悪や救急外来受診などの減少が少なくとも5年間は継続することも報告されている[8]。

　ここでは，まず過去の臨床試験において用いられてきた評価指標を中心に，その後に自験例，今後の展望と合わせてBTの臨床的な評価方法について概説していく。臨床成績の詳細については，別項を参照されたい（☞p10）。

喘息診療・臨床試験で用いられる評価指標

　気管支喘息の実臨床や臨床試験において用いられる評価指標について，ATS（アメリカ胸部医学会）/ERS（ヨーロッパ呼吸器学会）タスクフォースによる提言[9]を表1に示す。評価指標としては，①背景因子，②現在のコントロール（current control）の指標，③将来的なリスク（future risk of exacerbations）の指標，の3項目に大別され，それぞれ重要度によって必須項目と，あることが望ましい項目に分かれる。

主な評価指標

喘息日記：喘息日記からは，臨床症状全般や夜間症状（症状スコア），発作治療薬の使用回数などの情報が得られる。PEF値のうち，朝のPEF値はcurrent control，日内変動はfuture riskのマーカーになりうる。symptom-free daysは最も利用しやすい指

表1 ▶ ATS/ERSタスクフォースの提唱する喘息関連評価指標

	essential	desirable
baseline characteristics	symptom-free days reliever use pre BD FEV_1 post BD FEV_1 composite scores QOL	symptoms/reliever/LF/diaries AHR biomarkers treatment side effects history of exacerbations（OCS, ER visit, hospitalization）
outcomes on current clinical control	symptom-free days reliever use composite scores QOL exacerbations（1～4週間）	on-treatment FEV_1 symptoms/reliever/LF/diaries indirect measures（OCS, health care utilization）
outcomes on future risk	exacerbations post BD FEV_1（for lung function decline） composite scores treatment side effects pre BD FEV_1（for predictor）	symptoms/reliever/lung function/diaries health care utilization asthma mortality AHR biomarkers

BD：bronchodilator, AHR：airway hyperresponsiveness, LF：lung function,
OCS：oral corticosteroid

（文献9より作成）

標と考えられている。

呼吸機能検査：気管支拡張薬後の1秒量（FEV_1）は背景因子として不可欠な項目であるのに対し，気管支拡張薬前のFEV_1はfuture riskの間接的な強い予測因子とされている。気道過敏性は多様な病態を反映するマーカーであり，疾患活動性の変化を表す。

composite scores：それぞれのガイドラインが定めるTOTAL（WELL）CONTROLの基準やACT（Asthma Control Test），ACQ5（Asthma Control Questionnaire）などの問診票がよく用いられる。

気道炎症のバイオマーカー：末梢血中ならび喀痰中好酸球，呼気一酸化窒素（FeNO），呼気濃縮液（exhaled breath condensate：EBC），血清ECP（eosinophilic cationic protein）が使用される。

間接的指標：特に，医療機関受診回数，予定外受診，救急受診，入院，全身性ステロイド使用などのそれぞれの重症度の増悪回数が重要であるが，併せてhealth economic dataも用いられる。

健康関連QOL：AQLQ，mini-AQLQ，LWAQ，SGRQ，AQ20，AHQなどが用いられる。

過去の報告からみた
気管支サーモプラスティの有効性評価

　BTは侵襲的な手技であることや，気管支拡張薬吸入後％FEV_1が60％未満の患者，肺気腫合併例，プレドニゾロン換算で10mg/日を超える経口ステロイド依存性患者など慎重な対応が必要とされる症例が多く，患者のリクルートが比較的困難なことから，今までのところ大規模な臨床研究の数は限られている。その結果として，国際的ガイドラインであるGINA[10]における記載も"治療ステップ5の重症患者対象の治療だがエビデンスが限られる""対象は推奨治療でもコントロール不良患者でかつ％$FEV_1$60％以上の患者であるがスタディの規模が小さく，患者選定には注意が必要"と慎重な患者選定を勧める内容になっており，これはわが国のアレルギー性疾患ガイドライン[11]においても同様の記載内容となっている。現在まで行われてきた主なBTに関する臨床試験の概要を表2に示す。

表2 ▶ 現在までの臨床試験の概要

	対象人数	研究デザイン	重症度	評価（有効）項目	追跡期間	文献
feasibility試験	16	前向き非ランダム化	軽症～中等症	気道過敏性，無症状日数，mPEF	2年	2
RISA	32	多施設前向きランダム化コントロール	重症	AQLQ，ACQ，レスキュー使用，pre BD FEV_1	1年	3
AIR	112	多施設前向きランダム化コントロール	中等症～重症	増悪，AQLQ，ACQ，無症状日数，mPEF（朝の値），レスキュー使用	5年	4, 5
AIR2	288	多施設前向きランダム化二重盲検化シャムコントロール	中等症～重症	AQLQ，重度増悪，救急受診，欠勤・欠席	5年	6, 7

気管支サーモプラスティの有用性が高い項目

　ここからは，過去の報告からみてBTでの有用性が高いとされた項目順に挙げていく。

　急性増悪の抑制：特に，短期経口ステロイド使用や救急受診・予定外受診などの中等～重度の増悪について評価されることが多いが，併せて発作治療薬使用回数も有意に減少

することから，軽度の増悪も減少すると考えられる。BTにより，気道平滑筋容量に加えて[12]，epithelium neuroendocrine cellsなどの神経関連組織が減少することが報告[13]されており，このことが増悪抑制に密接に関連することが示唆されている。筆者らは難治性咳嗽例が改善した症例も経験しており，この機序もBTにより副交感神経系が抑制されたことで説明可能ではないかと考えている。

喘息関連QOLの改善：AQLQ，AHQ-36などでも示されており，今後SGRQなども用いた検討も行われる。

コントロール状態・臨床症状の改善：ACT，ACQなどで評価されるコントロール状態・臨床症状の改善が報告されている。

呼吸機能（スパイロメトリー，気道抵抗測定），気道過敏性，気道可逆性の改善：既に閉塞性障害を有する症例（RISA試験などより重症な症例対象）においてのみFEV_1が改善したと報告されている。

長期管理薬の減量：1〜5年など長期の観察では認められている。

好酸球性気道炎症（FeNO，喀痰中好酸球）：改善する症例がある一方で，悪化する症例もあり，"不変"とする評価が一般的である。治療前に好酸球性気道炎症がコントロールされておらず，喀痰が残存する症例では治療効果が限定的とする報告[14]もあり，治療効果の予測因子となる可能性が残されている。

画像的な評価（HRCTによる内腔径，気道壁の肥厚の評価）：症例報告レベルでは有用性は現報告されているが，より総合的な検討が待たれる。

AIR2試験における長期観察結果

AIR2試験における長期観察結果について，治療薬に関する結果を図1に示す（重篤な急性増悪回数については，☞p13）。AIR2試験は，5年と長期の観察が行われていることと，シャムコントロールが置かれている点で，他の臨床試験よりも評価が高い。

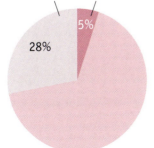

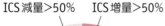
図1 ▶ AIR2試験：5年後の治療薬の減量
平均18%のICSが減量できた。　　　　　　　　（文献7より作成）

AQLQ向上が有意とされる0.5ポイント以上改善した症例は，治療群で79％に対してシャム群でも68％であり，たとえ重症例であってもプラセボ効果がきわめて高い喘息という疾患における治療効果判定の難しさを痛感させられる結果である。シャム群は1年以上の観察がされておらず比較は困難だが，5年間での観察結果の要点を述べている。

救急外来受診率：治療前12カ月と治療後5年間の平均と比較して88％減少し，治療後5年間を通して，あらゆる呼吸器関連の有害事象や喘息症状の出現率および呼吸器症状による入院率の上昇は認めなかった。治療後1年目の時点で認めた呼吸器関連の有害事象や喘息症状は5年間のフォロー期間を通して認めたが，1～5年間の年ごとの上昇は認めなかった。

吸入ステロイド（ICS）（**図1**）：45/162例（28％）が50％以上のICS投与量の減量に成功した一方，8例（5％）で50％以上のICS投与量の増量が必要となり，5年後の時点において平均ICS量の18％が減量された。さらには，20例（12％）でLABA吸入が中止され，15例（9％）でLABAまたはICSを完全に必要とせず，12例（7％）で喘息治療薬を完全に必要としない状態となった。

呼吸機能検査値：BT治療前後で呼吸機能検査値の変化は認めなかった。エントリーされた患者のベースラインの％FEV_1が77.8％と，比較的高いことに関連すると推測される。

HRCT所見：82％の患者で治療前と治療5年後のHRCT所見の変化を認めず，気管支狭窄，閉塞性細気管支炎，肺気腫といった所見も治療5年後の時点の評価では認めなかった。

自験例からみた 気管支サーモプラスティの臨床効果

　ここからは，自験例について述べる。現在まで，わが国におけるBT施行例は約320例（2017年5月現在）であり，日本人における安全性・有効性に関するエビデンスを築くには至っていない。筆者が以前勤務していた国立国際医療センターにおいては，2016年8月の段階で16症例に対してBTを実施している。このうち，BT実施後半年の段階での評価が可能となった11症例それぞれの臨床効果を**表3**に示す。ACQ，％FEV_1，経口ステロイドを要する増悪回数で有意な改善を認める一方，FeNOはBT前後で差を認めなかった。ACQが悪化した症例が2例，増悪回数が増えた2例の合計3例は，％FEV_1はいずれも改善しているものの，その効果は限定的と評価せざるをえない。

　このように，BTによる臨床効果は項目によって乖離が生じる可能性が高いことから，全般的な評価を行うのは難しい。評価のためのスコアリング・システムなど新たな評価基準の確立が必要かもしれないが，筆者らは，ACQ，％FEV_1，経口ステロイドを要する増悪回数，長期管理薬の減量の有無などの項目を組み合わせて評価を行うべきと考

表3 ▶ 当院[*]におけるBT治療の効果：自験例

患者	ACQ5		% FEV$_1$		増悪（／年）		FeNO（ppb）	
	pre	post	pre	post	pre	post	pre	post
1	1.8	0.6	62.3	69.0	4	0	19	32
2	1.0	0.0	65.5	93.4	3	7	259	217
3	1.0	1.4	37.7	42.2	7	2	107	39
4	1.0	2.0	88.4	95.2	3	5.3	24	36
5	3.2	3.2	51.3	68.4	12	7.5	46	51
6	2.6	1.4	104.8	95.7	20	1.5	15	16
7	0.0	0.0	85.9	102.0	4	0	16	128
8	1.4	0.0	96.6	96.9	1	1	14	13
9	1.8	0.6	59.6	90.8	6	4	38	26
10	1.8	0.2	52.2	98.3	2	0	34	18
11	2.8	1.0	111.9	112.3	12	7	27	9
平均	1.7	0.9	73.5	87.7	6.7	2.5	54	53

n ＝ 11，6か月以上経過した症例での評価
＊：国立国際医療研究センター

えている。

　自験例の臨床効果のまとめを，AIR2試験，RISA試験と比較して**表4**に示す。筆者らの臨床結果は，呼吸機能の改善やAQLQの改善などでこれまでの臨床試験に矛盾しない結果となっている。

　CT画像解析による評価も新たな進展がみられている。HRCT画像を3Dで解析するAZE VirtualPlace（ソフトウェア）を用いて，BT治療前後のCT内腔径を評価し内腔径の改善を明確に示した症例報告[15]もなされており（**図2**），今後の症例蓄積による新たな知見の報告が待たれるところである。

表4 ▶ 当院[*]症例とAIR2試験，RISA試験症例との臨床的効果の比較

	AIR2 ($n=190$) baseline	12カ月	RISA ($n=15$) baseline	22週間	NCGM[*] ($n=11$) baseline	1カ月
年齢（年）	40.7±11.9	—	39.1±13.0	—	53.8±13.8	—
prebronchodilator FEV_1（% pred）	77.8±15.7	0.8±1.1 (↓)	62.9±12.2	14.9±17.4 (↑)	73.5±23.4	12.3±17.4 (↑)
oral corticosteroids usage	7(3.7)	—	8(53.3)	—	3(27.3)	—
omalizumab usage	2(1.1)	—	0	—	5(45.5)	—
AQLQ	4.3±1.2	5.7±1.1	4.0±1.3	4.7±1.1	4.9±1.1	5.9±1.4
change from baseline	—	1.4±1.1 (↑)	—	1.2±1.1 (↑)	—	1.0±1.1 (↑)
% of subjects with AQLQ change ≧0.5	—	78.9%	—	ND	—	72.7%
symptoms domain	4.4±1.2	5.6±1.3	ND	ND	5.0±1.2	6.1±1.1
activity limitations domain	4.5±1.2	5.8±1.1	ND	ND	4.8±1.0	5.7±1.6
emotional functions domain	3.9±1.5	5.6±1.3	ND	ND	4.4±1.6	5.8±1.7
environmental stimuli domain	3.9±1.5	5.4±1.3	ND	ND	5.1±1.2	6.0±1.6
ACQ5	2.1±0.9	1.3±0.9	2.8±1.0	2.2±0.8	1.7±0.9	0.9±1.0
change from baseline	—	−0.8±1.1	—	−1.0±1.0	—	−0.8±0.9

[*]：国立国際医療研究センター

（文献3，6，7より作成）

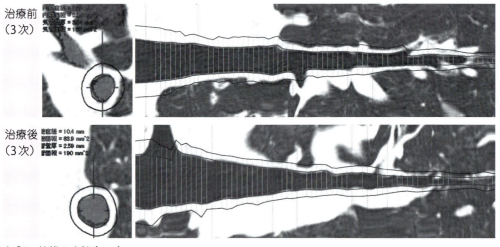

右S8：前後の内腔（mm）

	3次	4次	5次	6次	7次	8次
治療前	8.23	7.72	5.63	4.89	3.97	3.35
治療後	10.4	8.1	6.6	6.33	4.77	3.94

図2 ▶ 治療前後の内腔変化：HRCTによる解析

（文献15より改変）

気管支サーモプラスティに寄せる期待 ———————— 11

有効性評価

　BTは近年その機序は解明されつつあるが，いまだ治療効果予測因子やバイオマーカー，効果が高いと考えられるphenotypeは明確化されていないことから，より重症難治例に対する臨床研究や，より長期に及ぶ効果・安全性に関する報告が待たれるところである。ここまで述べてきたように，BTの臨床効果は多岐に及び，項目によっては乖離するものもあることから，効果判定は様々な要素から総合的に行うべきであると考える。

　重症喘息のために一度は引退しかけたものの，BT治療を受けて劇的に改善し一線で活躍を続け，クリーブランド・キャバリアーズのNBA初優勝に貢献したリチャード・ジェファーソン選手の例を見るまでもなく，この画期的な治療法により人生が変わるほど喘息症状が改善する症例も多々経験している。中には，次の症例に示すようにBTにより悪化傾向に陥る症例もあるが，このような画期的な治療法が世間で正当に評価されるためには，まず適切な評価法の確立が不可欠と考える。新たな知見の集積による，今後の発展が待たれるところである。

79

		症例

症例 7　気管支サーモプラスティ後にいったん軽快するもその後増悪を繰り返し抗IL-5抗体製剤使用にて小康状態を保っている1例

33歳，女性

12歳で発症し，長年にわたり入退院を繰り返した。28歳でオマリズマブを導入以来安定し，30歳で全身ステロイドより離脱するも呼吸機能の低下が続くなど，重症持続型の症例である。2015年3月より，わが国3例目となるBT治療症例である。

現病歴：12歳発症のアトピー型重症持続型喘息。14歳頃より悪化，16歳よりステロイド依存性となり増悪を繰り返すようになった。17歳時はほぼ1年間当院に入院し，高校へ通学。その間にアザチオプリン（CSS疑い），金製剤，シクロスポリンA，フロセミド・インドメタシン吸入，イトラコナゾール（ABPM疑い）などを行うもいずれも無効。常時プレドニゾロン（PSL）20mg／日以上の投与を継続。その後も入退院を繰り返していた。

19歳時，入院中であるにもかかわらず意識消失発作を起こし，ステロイド抵抗性となったためトリアムシノロン40mg筋注（2〜4週ごと）を開始。以後入院は1年1回以下に落ちつくも，ステロイド減量は不可能であった。悪化時はPSL40mg／日を内服。

28歳時，抗IgE抗体オマリズマブ375mg・2週ごと（その後450mg）を導入し安定。以後入院はなく，ステロイド・バーストは3〜4回／年となった。

ACTスコア18程度と低め安定ではあったが，30歳時に全身性ステロイドから離脱。しかし，その後も高用量の吸入ステロイド（ICS）／LABA配合薬，LAMA，LTRA，テオフィリン製剤を使用するも呼吸機能の経年低下は続き，PEF値が予測値の60%以下となったため，BT治療を行うこととなった。

検査所見：身長164cm，体重50kg，WBC 6800／μL，好酸球6.8%，IgE 687 IU／L（RASTはスギ，HD，ダニに陽性），FEV_1は1.9L（FEV_1% 65.5%，%FEV_1 77%），FeNOは125〜280ppbと常に高値を示していた。

気管支サーモプラスティ治療

BT実施時のactivation回数，BT所要時間，入院日数はそれぞれ以下の通りである。

	回数	所要時間	入院日数
1回目	59回	112分	7日
2回目	57回	59分	5日
3回目	72回	131分	8日

3回目施行後は一時的に酸素投与が必要となる重度の喘息増悪を認めた。その後，増悪は速やかに改善し，朝のPEF値は320L／秒から，ほぼ予測値にあたる440L／秒程度まで上昇した。

80

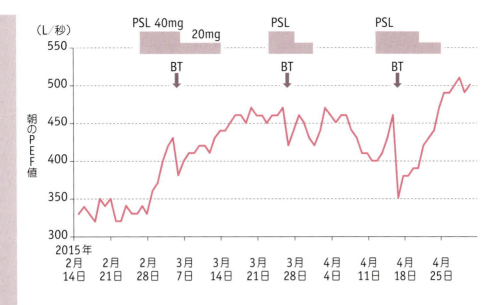

考察

3カ月後の評価ではACQは1.0から0.5に改善，％FEVも65.5％から98.4％と改善，FeNOは259ppbから125～239ppbと改善傾向を認め，しばらく休んでいた仕事も始められるようになった。しかし，BT終了3カ月後頃より「風邪をひいたので経口ステロイド・バーストを行い，1週間で速やかに改善した」との申告が繰り返されるようになった。結局，経口ステロイド・バーストは年7回とBT前の倍の頻度となり，いったん改善したPEF値はその後徐々に低下していった。

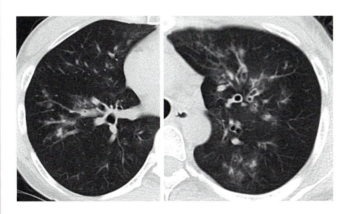

BT終了1年後のCT画像である。気管支壁の肥厚と，気道散布性と思われる小粒状影が多発している。陰影としては，気管支から細気管支領域を中心とする炎症性疾患が疑われた。喀痰培養は真菌培養を含めすべて陰性，抗菌薬使用もなく経口ステロイドのみで速やかに改善し，これまで増悪時のみ20％台まで上昇していた末梢血好酸球が常に10～30％と高値を示すようになったため，主に好酸球性の炎症を繰り返していると判断した。その次の年も年5回の経口ステロイド・バーストが必要となるなど一向に改善傾向を

認めないため，抗IL-5抗体メポリズマブ100mgの併用を開始し，現在は小康状態を
保っている。「風邪はひくが経口ステロイドなしでも改善する」とのことであり，一時
350L／秒まで低下した朝のPEF値も400L／秒以上まで改善している。

文　献

1) Olin JT, et al:Asthma: pathogenesis and novel drugs for treatment. BMJ 2014;349:g5517.

2) Miller JD, et al:A prospective feasibility study of bronchial thermoplasty in the human airway. Chest. 2005;127(6):1999-2006.

3) Cox G, et al:Bronchial thermoplasty for asthma. Am J Respir Crit Care Med. 2006; 173(9):965-9.

4) RISA Trial Study Group:Safety and efficacy of bronchial thermoplasty in symptomatic, severe asthma. Am J Respir Crit Care Med. 2007;176(12):1185-91.

5) AIR Trial Study Group:Asthma control during the year after bronchial thermoplasty. N Engl J Med. 2007;356(13):1327-37.

6) AIR Trial Study Group:Long-term (5 year) safety of bronchial thermoplasty: Asthma Intervention Research (AIR) trial. BMC Pulm Med. 2011;11:8.

7) AIR2 Trial Study Group:Effectiveness and safety of bronchial thermoplasty in the treatment of severe asthma: a multicenter, randomized, double-blind, sham-controlled clinical trial. Am J Respir Crit Care Med. 2010;181(2):116-24.

8) Asthma Intervention Research 2 Trial Study Group:Bronchial thermoplasty: Long-term safety and effectiveness in patients with severe persistent asthma. J Allergy Clin Immunol. 2013;132(6):1295-302.

9) American Thoracic Society/European Respiratory Society Task Force on Asthma Control and Exacerbations:An official American Thoracic Society/European Respiratory Society statement: asthma control and exacerbations: standardizing endpoints for clinical asthma trials and clinical practice. Am J Respir Crit Care Med. 2009;180(1):59-99.

10) Global Initiative for Asthma(GINA):Global strategy for asthma management and prevention: NHLBI／WHO Workshop report:National Heart, Lung and Blood Institute. National Institutes of Health. updated 2016.[http://www.ginasthma.org/]

11) Japanese Society of Allergology:Japanese guidelines for adult asthma 2017. Allergol Int. 2017;66(2):163-89.

12) Chakir J, et al:Effect of Bronchial Thermoplasty on Airway Smooth Muscle and Collagen Deposition in Asthma. Ann Am Thorac Soc. 2015;12(11):1612-8.

13) Pretolani M, et al:Effectiveness of bronchial thermoplasty in patients with severe refractory asthma:Clinical and histopathologic correlations. J Allergy Clin Immunol. 2017;139(4):1176-85.

14) Kirby M, et al:Bronchial thermoplasty in asthma:2-year follow-up using optical coherence tomography. Eur Respir J. 2015;46(3):859-62.

15) Ishii S, et al:Use of 3D-CT airway analysis software to assess a patient with severe persistent bronchial asthma treated with bronchial Thermoplasty. Allergol Int. 2017. pii: S1323-8930(16)30179-4.

（放生雅章）

12 気管支生検検体の評価

　気管支サーモプラスティ（BT）の原理は，温熱による気管支平滑筋の減少であるため，実際に臨床症例でも平滑筋が減少しているか否かを評価することはきわめて重要である。BT前後の気管支の組織学的変化についての検討は，イヌを用いた研究[1]と肺癌症例手術検体を用いた研究[2]しかなかった。しかも，これらの研究は喘息を対象にしたものではなく，正常組織のBTによる変化を検討したものであった。したがって，重症喘息で気道リモデリングを生じた組織がBTでどのように変化するのかは，データがなく不明であった。喘息症例での組織変化を検討するにはbiopsy studyしか方法はないため，現在様々な検討が行われつつある。気管支生検は，喘息病態の評価ツールとして多くの研究があり，その有用性は確立している[3]。

気管支サーモプラスティ前後の気管支平滑筋量の変化の検討

　最初のbiopsy studyは，初回BT15日前と最終BT3カ月後に，BT治療セッションとは別に気道検体を採取するための気管支鏡を行い，10箇所の生検検体を10症例より採取した研究が報告された[4]。

　生検検体中の平滑筋占有率は，BT前20.25％からBT後は7.28％へと有意に減少した（図1A，B）。減少率は，部位による差はなく，activation回数とも関連はなかった。驚くべきことに，直接温熱処置してない右中葉でも平滑筋量は50％減少していた。BT後の胸部CTでは，右中葉にもすりガラス陰影が出現していることが確認されており，BTの温熱効果は，処置気管支を中心に比較的広範に進展し影響を及ぼしている可能性が示唆された（図1C）。

　実臨床に合わせたbiopsy studyとして，3回のBT治療セッション施行時に気管支生検を行い，BTの効果をみる研究も行われている[5]。初回の右下葉BT時に左下葉の区域または亜区域支分岐部より生検を2～4個採取しておき，これを治療前検体とする。2回目左下葉BT時には右下葉より生検し，治療後3週目検体とする。さらに，3回目の両側上葉BT時に再度右下葉より生検し，これを治療後6週目検体とする（図2）。

　17症例の生検検体中の平滑筋占有率を計測するとBT前の12.9±1.2％から2回目

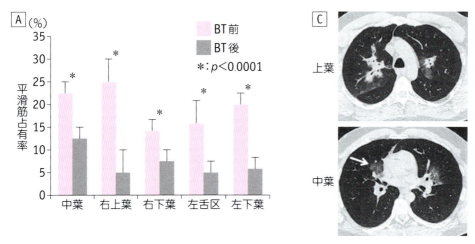

図1 ▶ BT前後の変化

A：BT前後の気管支平滑筋量の検討。初回BT15日前と最終BT3カ月後に左右各葉で気管支生検を行い平滑筋占有率を測定した。
B：気管支生検組織像。平滑筋は α-smooth muscle actin (α-SMA) による免疫染色で識別し，検体全体における占有面積を計測。
C：BT施行後翌日の胸部CT所見。両側上葉のBT施行後，直接処置をしていない右中葉にもすりガラス陰影が及んでいるのが確認できる。

Reprinted with permission of the American Thoracic Society. Copyright © 2017 American Thoracic Society.
Cite: Pretolani M, et al. 2014. Reduction of airway smooth muscle mass by bronchial thermoplasty in patients with severe asthma. Am J Respir Crit Care Med;190(12):1452-4.
The *American Journal of Respiratory and Critical Care Medicine* is an official journal of the American Thoracic Society.

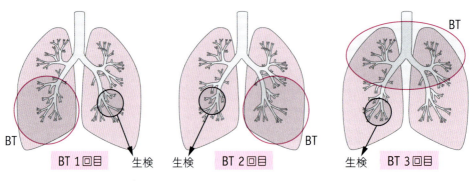

図2 ▶ biopsy studyのプロトコール

区域または亜区域支分岐からRadial Jaw™で2〜4個採取する。

BT時には，4.66±0.8％まで有意な減少を認めた（$p<0.0001$）（図3）。9症例はさらに3回目BT施行時にも生検を行い，5.3±1.3％と減少は維持されていた。喘息リモデリングの主要所見である上皮基底膜下のtypeⅠコラーゲン沈着についても，ベースラインの6.8±0.3mmからVisit2で4.3±0.2mm（$p<0.0001$），Visit3で4.4±0.4mm（$p<0.0001$）と改善がみられた（図4）。

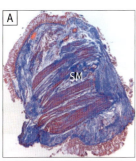
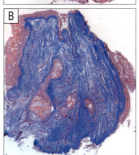
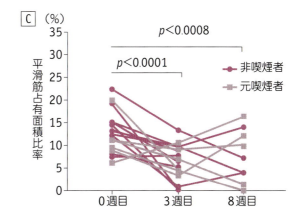

図3 ▶ BT施行時の気管支生検による平滑筋量の評価

A：0週目。ベースラインの生検組織，B：3週目。2回目BT時の生検組織，C：生検検体中の平滑筋占有面積比率の推移

Reprinted with permission of the American Thoracic Society. Copyright © 2017 American Thoracic Society.
Cite: Chakir J, et al. 2015. Effects of Bronchial Thermoplasty on Airway Smooth Muscle and Collagen Deposition in Asthma. Ann Am Thorac Soc;12(11):1612-8.
Annals of the American Thoracic Society is an official journal of the American Thoracic Society.

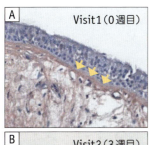
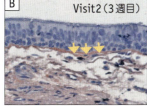
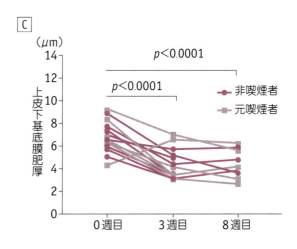

図4 ▶ BT施行時の気管支生検による上皮下基底膜肥厚の評価

A：ベースラインの生検組織，B：2回目BT時の生検組織，C：生検検体中の上皮下基底膜肥厚の推移

Reprinted with permission of the American Thoracic Society. Copyright © 2017 American Thoracic Society.
Cite: Chakir J, et al. 2015. Effects of Bronchial Thermoplasty on Airway Smooth Muscle and Collagen Deposition in Asthma. Ann Am Thorac Soc;12(11):1612-8.
Annals of the American Thoracic Society is an official journal of the American Thoracic Society.

平滑筋はコラーゲンなどの細胞外マトリックスの産生源であり，またTGF-βなどのサイトカインも産生するため，BTによる平滑筋の減少が喘息リモデリングを改善し，基底膜の肥厚が減少した可能性が考えられる。症例数が少ないこともあり，平滑筋の減少と臨床的改善との有意な相関はみられなかった。この研究で，BTによる気道平滑筋の減少率は，BT前のベースラインの平滑筋量と正の相関があった（図5）。平滑筋の増殖肥大があり，これが喘息の病態に関与している症例ほどBTの効果が得られやすい可能性を示唆する所見と考えられる。

　biopsy studyでは，BT後3カ月程度の短期効果についての研究が多く，長期効果の検討が待たれていたが，BT施行後27カ月以上経過した9症例の生検結果が報告された[6]。生検検体の平滑筋占有比率はベースラインの11.8±1.24％，3週間後の4.7±0.95％に対して4.6±1.05％と有意な減少が維持されていた（図6A）。上皮下基底膜肥厚についてもベースラインの6.7±0.4μm，3週間後の4.5±0.5μmに対して4.6±0.5mm（$p=0.003$）と有意な改善が持続していた（図6B）。

　重症喘息症例を対象にしたBT施行時に気道生検を行い，同時に気管支肺胞洗浄（BAL）も行った研究によると[7]，BT前と比較してBT3週間後，6週間後の気管支生検検体中の平滑筋量は11例中7例で低下し，これに伴ってBAL液（BALF）中のTGF-βやRANTESは有意に低下した（図7）。これは，気道平滑筋がTGF-βやRANTESの産生源として気道リモデリングや好酸球性気道炎症を促進していたことを示唆しており，BTによる平滑筋の減少は，リモデリングや炎症抑制の面からも有用であることを示している。

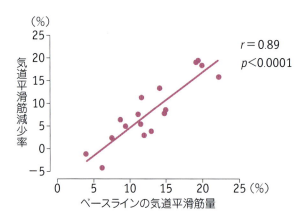

図5 ▶ ベースラインの気道平滑筋量とBTによる気道平滑筋減少効果の相関

ベースラインの気道平滑筋の量が多い症例ほどBTによる平滑筋減少効果が高かった。ただし，臨床効果との関連は示されていない。　　　　　　　　　　　　　　　　（文献5より引用）

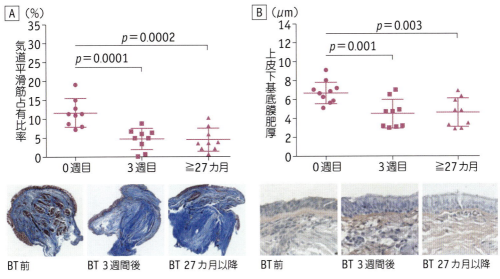

図6 ▶ BTの長期効果の生検検体での検討

A：生検検体の気道平滑筋占有比率，B：上皮下基底膜肥厚

Reprinted with permission of the American Thoracic Society. Copyright © 2017 American Thoracic Society.
Cite: Salem IH, et al. 2016. Long-Term Effects of Bronchial Thermoplasty on Airway Smooth Muscle and Reticular Basement Membrane Thickness in Severe Asthma. Ann Am Thorac Soc;13(8):1426-8.
Annals of the American Thoracic Society is an official journal of the American Thoracic Society.

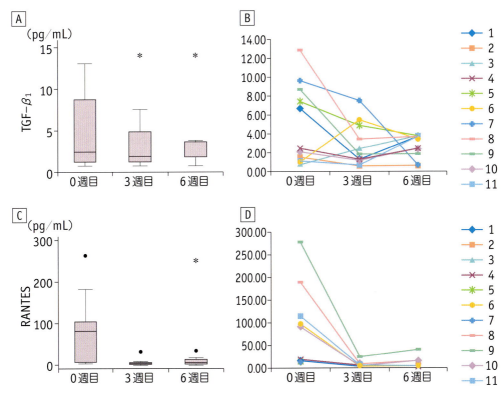

図7 ▶ BALF中のTGF-βとRANTES濃度の変化

A・B：BT施行前およびBT施行3週目，6週目におけるBALF中のTGF-β，C・D：RANTES濃度の変化（＊：$p<0.05$）
（文献7より引用）

気道平滑筋以外の組織学的変化に及ぼす影響

　BTによって気管支喘息症例にみられる炎症性変化やリモデリングがどのように変化していくのかについてはデータがなく，平滑筋以外の細胞には影響がないのかどうかは明らかでなかった。BT施行前と施行3カ月後に気管支生検を行い，平滑筋以外にも組織学的な変化を詳細に検討した報告がなされている[8]。

　施行前の気道平滑筋占有面積は中央値が19.7%（9.1〜30.3%）であったが，施行後は5.2%（3.7〜9.8%）まで有意に減少した（$p < 0.001$）（図8A，図9A，B）。

　上皮下基底膜の肥厚は，4.4μmから3.9μmへ減少した（$p < 0.02$）（図8B）。血管やリンパ管の密度は変化がなかった（図8C，D）。

　粘膜下の神経線維は，1.0‰から0.3‰まで有意に減少し（$p < 0.001$）（図8E，図9D，E），平滑筋に付随した神経線維も452.6/mm^{2}から62.7/mm^{2}と有意に減少した（$p < 0.02$）（図8F，図9F）。

　粘膜下の粘液腺（図8G）や好酸球，好中球（図8H，I）は有意な変化を認めなかった。

　気道上皮に関しては，再生気道上皮，正常の多重円柱上皮，化生扁平上皮，ゴブレット細胞の肥大増殖もBT前後で変化を認めなかった（図8J〜N）。

　一方で，上皮内の神経内分泌性PGP1陽性細胞（図9C）は，有意に減少した（$p > 0.02$）（図8O）。

　この研究の結果からは，BTによって気道平滑筋量の有意な減少が認められ，QOLスコアの改善や増悪回数の減少など臨床的効果とリンクすることが示された。しかしながら，平滑筋量減少以外の他の喘息リモデリングに及ぼす影響は少ないものと考えられた。一方で，気管支粘膜内の神経繊維や平滑筋に分布する神経線維の減少が有意に認められ，BTの有効性のメカニズムとして平滑筋減少以外に迷走神経のdenervationも関与していることを示唆された。BT前後で気道上皮の組織像に有意な変化が認められなかったのは，BT後3カ月以上の時間経過があるためthermal injuryで損傷した上皮は再生修復したものと考えられた。

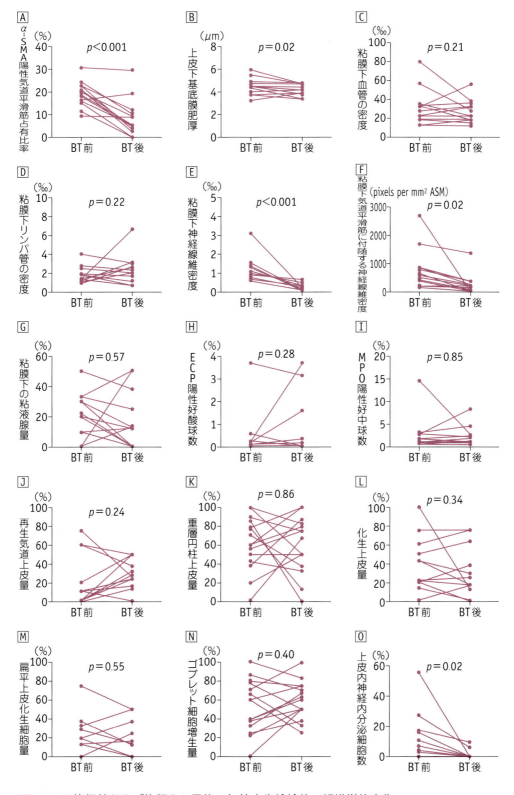

図8 ▶ BT施行前および施行3カ月後の気管支生検検体の組織学的変化

(文献8より引用)

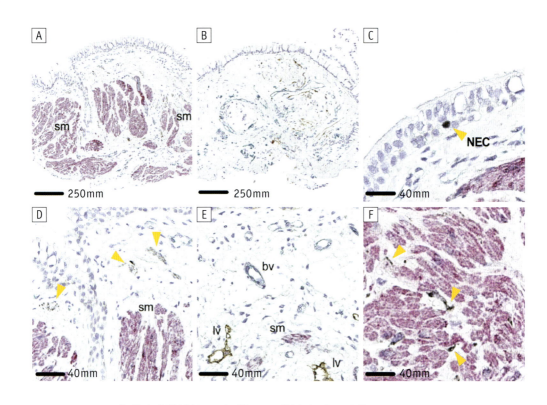

図9▶ BTによる気管支生検検体の平滑筋および神経細胞の変化
A・B：α-SMA陽性気道平滑筋量の変化（A：施行前，B：施行3カ月後）
C：BT施行前の気道上皮内のPGP9.5陽性神経内分泌性細胞
D・E：粘膜下のPGP9.5陽性神経線維（D：施行前，E：施行3カ月後）
F：BT施行前の平滑筋に付随した神経線維
sm：smooth muscle（平滑筋），NEC：neuroendocrine cells（神経内分泌細胞），bv：blood vessels（血管），lv：lymphatic vessels（リンパ管）

(文献8より転載)

気管支上皮生検による評価の妥当性

　気管支生検で採取できる検体は微小であり，検体中に平滑筋など評価の対象となる細胞成分が十分に含まれているか否かは，サンプリングテクニックに依存する可能性がある。気管支生検検体の質的評価に関する報告では，good～excellentと評価できる検体は61.7%であり，平滑筋束が含まれる検体は76.5%であった[9]。また，喘息症例における気管支生検検体中の平滑筋占有面積比率は20%程度であった。熟練した気管支鏡専門医が施行すれば質的問題は少なくなると思われるが，生検によって気道上皮の表層しか取れなければ平滑筋はほとんど採取できないし，しっかりと深く採取できれば平滑筋量は当然多くなってくる。このように，サンプリングのテクニックによって平滑筋量が変化しては，妥当な評価は困難である。

前述したChakirらのstudyでは[5]，3回のBT時に気管支生検を行い，平滑筋の採取率は，96％，62％，48％と回を重ねるごとに減少し，検体中の平滑筋の占有率も有意に減少した。そこで平滑筋が含まれなかった検体を除外して占有率を計算してみても，同様の結果が得られており（表1），サンプリングテクニックによる影響は少ないものと考察している。

表1 ▶ 生検検体の気道平滑筋（ASM）量評価におけるサンプリングテクニックの影響の検討

	Visit 1	Visit 2	Visit 3
ASM採取率	96％	62％	48％
ASM占有率（全検体）	12.9±1.2％	4.6±0.8％ ($p < 0.0001$)	5.3±1.3％ ($p = 0.0008$)
ASM占有率（ASM陽性例のみ）	13.1±1.7％	6.2±0.9％ ($p = 0.0003$)	7.6±1.4％

（文献5より作成）

筆者らの経験でも，しっかりと生検を行えば平滑筋は十分に採取でき，BT施行後では平滑筋層が明らかに萎縮して筋線維も粗糙となっているのが確認できる（図10）。

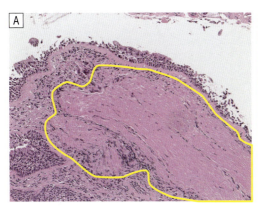 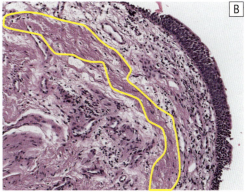

図10 ▶ BT前後の気管支生検による平滑筋量の評価：自験例
A：BT施行前，B：BT施行3週間後

◎

biopsy studyは比較的侵襲が少なく，簡便にBT対象喘息症例の気道の病態を評価できるとともに，経過を追ってBTの効果を評価できる方法としてきわめて有用と思われる。今後も様々なパラメータを用いた解析が進むものと期待される。

文 献

1) Danek CJ, et al:Reduction in airway hyperresponsiveness to methacholine by the application of RF energy in dogs. J Appl Physiol(1985). 2004;97(5):1946-53.

2) Miller JD, et al:A prospective feasibility study of bronchial thermoplasty in the human airway. Chest. 2005;127(6):1999-2006.

3) James AL, et al:Airway smooth muscle thickness in asthma is related to severity but not duration of asthma. Eur Respir J. 2009;34(5):1040-5.

4) Pretolani M, et al:Reduction of airway smooth muscle mass by bronchial thermoplasty in patients with severe asthma. Am J Respir Crit Care Med. 2014;190(12):1452-4.

5) Chakir J, et al:Effects of Bronchial Thermoplasty on Airway Smooth Muscle and Collagen Deposition in Asthma. Ann Am Thorac Soc. 2015;12(11):1612-8.

6) Salem IH, et al:Long-Term Effects of Bronchial Thermoplasty on Airway Smooth Muscle and Reticular Basement Membrane Thickness in Severe Asthma. Ann Am Thorac Soc. 2016;13(8):1426-8.

7) Denner DR, et al:Airway inflammation after Bronchial Thermoplasty for Severe Asthma. Ann Am Thorac Soc. 2015;12(9):1302-9.

8) Pretolani M, et al:Effectiveness of bronchial thermoplasty in patients with severe refractory asthma: Clinical and histopathologic correlations. J Allergy Clin Immunol. 2017;139(4):1176-1185.

9) Labonté I, et al:Quality of bronchial biopsies for morphology study and cell sampling: a comparison of asthmatic and healthy subjects. Can Respir J. 2008;15(8):431-5.

（石井芳樹）

13 費用負担および他治療との医療経済的比較

　気管支喘息（以下，喘息）の管理・治療の目標は，気道炎症を惹起する因子の回避・除去や薬物療法による炎症の抑制と気道拡張により，気道過敏性と気流制限を軽減・寛解し，可能な限り呼吸機能を正常化して患者のQOLを改善し，健常人と変わらない日常生活を送ることができるようにすることである[1]。気管支サーモプラスティ（BT）の対象となるような難治性喘息は現在，有症率6〜10％とされる成人喘息の10％前後とされ[2〜6]，有症率を8％と概算すると，84万人の国民[7]が難治性喘息を患っていると言える。

気管支喘息の疾病負担

　わが国における喘息の疾病負担（疾病に起因した患者の健康関連QOL，医療費支出や労働損失による社会経済的負担）の調査[8]では，コントロール不良群に比べて良好群の医療資源利用の減少として，6カ月間の通常外来受診割合と救急外来受診が有意に少ないことが報告されている。また，良好群では労働損失（欠勤および終業時の活動低下の両方を総合的に考慮）・無償労働損失（仕事以外の日常的な活動への影響）両者が不良分に比べて少なく，直接・間接コストの抑制も明らかにした。直接コストは，病医院の受診費，薬代などの費用を指し，間接コストとは，そのために仕事や学校を休む，仕事の代理を頼むなどの直接の医療費以外のコストを指している。直接コストについては，2008年は患者1人あたり年約160万円，2010年は約71万円の費用削減としており，間接コストでは両年で年約40万円の損失抑制としている。

　カナダとオーストリアの1990年前後のデータでは，成人喘息患者をvery mild，mild，moderate，severe，very severeの5段階の重症度に分けた時，severeとvery severeに属する患者数はそれぞれカナダで10％，オーストリアで6％にすぎないが，その医療費は直接コストの4割以上，間接コストの6割を占めるとされた[9]。2004年のイタリアの研究では，喘息の重症度が上がるにつれて直接・間接コストのすべてが増加するが，特に中等症と重症の間での間接コストと救急受診・入院コストの増大が著しいことが報告されている[10]。また，米国の研究では，mild，moderate，severeの3群に分類した患者数の割合は50％，34％，16％とsevereの患者数は一番少ないが，

直接コストは＄1,681，＄2,473，＄6,354，間接コストは＄582，＄1,488，＄5,846と報告しており，severe patientの1人あたりのトータルコストはmild patientの約5倍になると述べている[11]。

このように，重症喘息患者の医療費は間接コストも含め非常に大きなものであり，前述の概算にあてはめれば，わが国でも80万人超の医療費の問題となる。また，患者負担の観点では，2013年の実態調査報告[12]において，患者の54.4%が治療についての経済的負担を感じると述べられている。直接コストのみならず，間接コストの減少のために，良好なコントロールをめざすことが，社会的な医療経済，患者負担の視点から急務となる。

気管支サーモプラスティの費用

わが国におけるBTにかかる医療費であるが，手技料が1回あたり10万1,050円，BT用カテーテルが32万3,000円，計3回の治療では｛(10万1,050円＋32万3,000円)×3回｝で，127万2,150円となり，18～69歳の3割負担では約40万円の自己負担ということになる。さらに，入院費，麻酔費が加算され，約50万円の総治療費に対し，高額療養費制度を使用すれば，年齢・世帯年収に応じた限度額が患者負担分となろう。

BTの対象となる難治性喘息で検討される生物学的製剤と比較すると，オマリズマブ150mg(75～1,200mg/月)が4万5,578円，メポリズマブ100mg(100mg/月)が17万5,684円，1バイアルの負担は3割でそれぞれ1万3,673円，5万2,705円となる。オマリズマブは使用量により約6,500円～11万円/月と幅があるが，どちらも奏功した場合には中止基準がなく，継続が必要であることを考えると，一生に一度のBTは決して高額な治療ではないと言える。また，既に生物学的製剤を使用している患者がBTにより中止可能となれば，患者負担も医療費も大いに軽減できるだろう。

気管支サーモプラスティの医療経済評価

評価の手法

医療経済評価は，コストの評価のみならず費用とそのアウトカムを同時に評価することで，"期待される結果(健康アウトカム)が投資した額に見合うかどうか"を評価しなければならない。その評価の手法は一般に次の4パターンに分類される(表1)[13~15]。すなわち，費用最小化分析(cost-minimization analysis)，費用効果分析(cost-

表1 ▶ 医療経済評価の分析手法

	費用	効果	効果尺度の例
費用最小化分析	"円"などの通貨単位	（同一効果であること を証明する）	―
費用効果分析	"円"などの通貨単位	当該治療や介入の効果 を適切に反映する尺度	血圧の正常化率，生 存年の延長など
費用効用分析	"円"などの通貨単位	QALY	QALYの獲得
費用便益分析	"円"などの通貨単位	効果を金銭価値に換算	"円"などの通貨単位

effectiveness analysis)，費用効用分析（cost-utility analysis)，費用便益分析（cost-benefit analysis）である。この中で費用効果分析は，複数の選択肢についてそれぞれの"費用"と"効果"を比較検討するものであるが，たとえば，BTが既存の治療に比べて効果は上回るが費用も上回る，という場合，BTにより必要となる追加費用が，効果に見合うものかを検討しなければならない。このためには，増分費用効果比（incremental cost-effectiveness ratio：ICER）を算出し，この値が"社会が支払可能性を容認できる一定の値"より小さければ，評価する医療技術（この場合BT）が効率的である，と解釈することが一般的である[16]。

海外における気管支サーモプラスティの評価

　2016年のカナダの報告[17]では，BT，オマリズマブ，GINAステップ3または4の標準治療間における5年間の医療経済評価を，①直接コスト，②QALY（quality-adjusted life year，質調整生存年），③急性増悪回数，によって比較している。QALY(s)とは，医療行為に対しての費用対効果を経済的に評価する技法の1つであり，費用対効果分析の分野で用いられ，医療行為にかかったコストと，それによって得られたQALY(s)を評価する。1QALYは完全に健康な1年に相当する。

　この報告では，5年間におけるコストは，標準治療$1万5,400に対してBTが1.8倍，オマリズマブが7.6倍であり，QALYsはそれぞれ3.08，3.24，3.26と，オマリズマブが最も高額だがQALYsは長い結果であった。経口ステロイドの投与回数，予定外受診，入院回数の比較では，いずれもBTが最も少ない結果となっている。ICERの評価では，60%以上の患者で，BTは標準治療，オマリズマブに比較して医療経済的にも有効であろうと結論づけている。また，2016年の米国の報告[18]では，10年間の医療経済効果を試算し，急性増悪のハイリスク群において従来の治療よりも効果的であると述べている。2014年，米国のCangelosiら[19]は，重症持続型患者においてBTと高用量の併用療法（combination therapy）間での医療経済評価を，同様にQALYを用いて検討している。21.5%の患者ではコストを削減しながらQALYsを延長すること

ができ，45％の患者では，コストは増加するものの一定値以下のICERでQALYsが延長する，つまり66.5％の患者で医療経済効果は上がると報告した。

わが国における医療経済的期待

このように，欧米では既にBTの医療経済効果の有効性が立証され始めている。わが国では，長期成績が今後明らかとなる中で，医療経済的な評価もなされると期待される。AIR2試験の既報のように，わが国でも急性増悪の減少および予定外救急外来の緊急受診の減少が達成されれば，直接コストに加え，間接コストの削減が可能になるだろう。そのためには，適切な症例に，BTの手技・処置後管理に精通した上で，安全・確実に行うことが必要不可欠と考える。

一方，気管支鏡手技の保険点数の視点から比較すると，表2のように，ステント留置や腫瘍摘出といった，侵襲がより大きく，手技的にはより高度と思われる処置より高く設定されており，各施設でのBT導入・施行のハードルは高くはないものと考える。

表2 ▶ 気管支鏡手技の保険点数

気管支鏡手技	保険点数
気管・気管支ステント留置術	硬性鏡によるもの：9,360点 軟性鏡によるもの：8,960点
気管支腫瘍摘出術	6,700点
経気管支肺生検（ガイドシース加算）	4,500点（＋500点）
EBUS-TBNA	5,500点
気管支サーモプラスティ	10,105点

◎

冒頭で述べた通りだが，全国には難治性喘息の患者が80万人以上存在し，BTの適応となる患者も多数待機していると思われる。BT治療の普及が望まれる。

症例8 予定外受診と発作治療をなくし治療ステップダウンが可能となった1例

64歳，女性
喘息症状コントロール不良のために近医より紹介となった。

生活歴：自営業。

現病歴：10年前に罹患し近医に通院するも，症状コントロールは不良で，ACTは10点前後を推移していた。受診前1年間に6回の増悪による緊急の予定外受診があり，月2回は増悪のため，全身ステロイド投与を点滴および経口で1回につき4日間ほど要していた。アトピー型であるがオマリズマブの適応はなく，気管支サーモプラスティ（BT）の適応と診断した。

治療薬：BT施行前の1日の使用薬は以下の通りである。1カ月の薬剤費を概算すると，原価で3万1,422円となる。

薬品名	用量/日	薬価* （1円以下切り捨て）
フルティフォーム®125エアゾール	4-0-4吸入	1万3,484円
スピリーバ®2.5μgレスピマット®	2吸入	6,879円
シングレア®	10mg	203円
ユニフィル®	400mg	40円
ザイザル®	5mg	96円
メプチン®エアー	頓用	889円

＊：吸入薬は1カ月の使用量で算出

また，増悪時はおおむね以下の処置を月2回行っていた。1カ月の増悪にかかる薬剤費の概算は，原価で2,924円となる。

薬品名	用量/日	薬価 （1円以下切り捨て）
ソル・メドロール®	125mg	1,045円
生理食塩水	100mL	113円
プレドニン®	40mg	76円×4日間＝304円

気管支サーモプラスティ治療

入院にてBTを3回施行した。施行後に急性増悪はなく,入院の延長も要さなかった。毎回,胸部X線にて一過性に処置部位周囲の浸潤影が出現したが,経過観察のみで消失した。

3回目の施行後から1年経過するまで予定外受診はなく,増悪のためステロイドの全身投与を行うこともなかった。1年後の1日の使用薬は以下の通りである。

1カ月の薬剤費の概算は,原価で1万6,862円となる。

薬品名	用量／日	薬価＊ （1円以下切り捨て）
レルベア®200エリプタ®	1吸入	6,692円
シングレア®	10mg	203円
ユニフィル®	400mg	40円
ザイザル®	5mg	96円

＊：吸入薬は1カ月の使用量で算出

考察

以上の概算より,単純にBT前後の薬剤費を比較すると,

(3万1,422円＋2,924円)－1万6,862円＝1万7,484円の削減が可能となった。

また,増悪による予定外受診がなくなったことで,労働損失や間接コストも減少したと言える。

BT施行後は,ACTも高い点数を維持している。

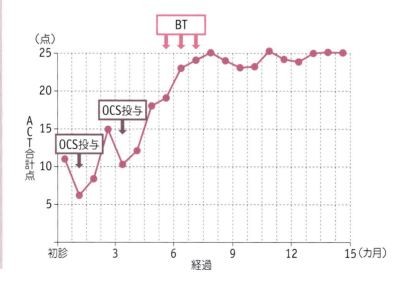

文 献

1) 「喘息予防・管理ガイドライン2015」作成委員：総論．喘息予防・管理ガイドライン2015．日本アレルギー学会喘息ガイドライン専門部会，編．協和企画，2015．p2-10．

2) 高橋　清：中高年発症型難治性気管支喘息の機序．第4回免疫薬物療法研究会記録集．山村雄一，編．医薬ジャーナル社．1987，p110-30．

3) 鶴谷秀人：難治性喘息の病状と病態．難治性喘息をめぐって：第12回六甲カンファレンス．宮本昭正，他，編．ライフサイエンス出版，1992．p3-15．

4) 宗田　良，他：成人気管支喘息の実態調査：第1報：ガイドライン施行後の重症難治性喘息の頻度．アレルギー．1995；44(12)：1387-93．

5) 国立病院治療共同研究班，国立療養初中央研究班：我が国の気管支喘息の実態調査-小児喘息及び成人喘息-，国立病院治療共同研究・国立療養所中央研究報告書，1998．

6) 福冨友馬，他：本邦における病院通院成人喘息患者の実態調査：国立病院機構ネットワーク共同研究．アレルギー，2010；59(1)：37-46．

7) 総務省統計局ウェブサイト：人口推計．[http://www.stat.go.jp/data/jinsui/new.htm]

8) 足立　満，他：日本の喘息に関する実態-インターネットを使った大規模調査(National Health Wellness Survey 〔NHWS〕)より．アレルギー・免疫，2012；19(5)：776-88．

9) 森　晶夫：難治性喘息の今日的な定義および診断・治療の課題を検討する．〜抗体治療時代の〜気管支喘息治療の新たなストラテジー．大田　健，編．先端医学社，2011．p22-29．

10) Antonicelli L, et al：Asthma severity and medical resource utilization. Eur Respir J. 2004；23(5)：723-9.

11) Cisternas MG, et al：A comprehensive study of the direct and indirect costs of adult asthma. J Allergy Clin Immunol. 2003；111(6)：1212-8.

12) 長瀬洋之，他：気管支喘息のアドヒアランス改善のための実態調査-患者および薬剤師へのインターネットを利用した調査からの検討-．アレルギー・免疫．2013；20(9)：1332-47．

13) Berger ML, et al：Health Care Cost, Quality, and Outcomes: ISPOR Bool of Terms. Lawrenceville, 2003.

14) Joish VN, et al：Cost-utility analysis and quality adjusted life years. J Pain Palliat Care Pharmacother. 2005；19(1)：57-61.

15) 池田俊也：緩和医療薬学と医療経済評価．日本緩和医療薬学雑誌．2012；5(4)：69-72．

16) 鎌江伊三夫：医薬経済学的手法による医療技術評価を考える．医薬品医療機器レギュラトリーサイエンス．2012；43(1)：686-92．

17) Zafari Z, et al：Cost-Effectiveness of Bronchial Thermoplasty, Omalizumab, and Standard Therapy for Moderate-to-Severe Allergic Asthma. PLoS One. 2016；11(1)：e0146003.

18) Zein JG, et al：Cost effectiveness of bronchial thermoplasty in patients with severe uncontrolled asthma. J Asthma. 2016；53(2)：194-200.

19) Cangelosi MJ, et al：Cost-effectiveness of bronchial thermoplasty in commercialy-insured patients with poorly controlled, severe, persistent asthma. Expert Rev Pharmacoecon Outcomes Res. 2015；15(2)：357-64.

（森川美羽，石塚　全）

14 重症喘息治療における気管支サーモプラスティの位置づけ

難治性喘息の病態はきわめて多様であり，多様性を理解して病態（phenotype，フェノタイプ）に応じた治療を行う必要がある。気管支サーモプラスティ（BT）は気道リモデリングを標的とするユニークな喘息治療手段であり，ここではBTの病理学的な作用機序に基づいてその位置づけ（どのようなフェノタイプに有効か）を考察したい。

気道リモデリングの病態生理学的意義：気道平滑筋の重要性

リモデリングとは，組織が何らかの傷害を被った後で修復する際の機能障害を伴う不全修復状態を指す。喘息気道においては，炎症細胞浸潤，粘液栓に加えて，細胞外基質の粘膜下層や基底膜網状層への沈着（後者を基底膜肥厚と呼ぶ），気道平滑筋（airway smooth muscle：ASM）の増加（肥大・増生），粘膜下腺や上皮杯細胞の増生，血管新生，知覚神経の変化，気道壁全体の肥厚などのリモデリング所見が認められる[1, 2]。

気道リモデリングには種々の評価方法がある[1, 2]。剖検肺・切除肺検体は偶発的にしか得られず，臨床データが得にくい場合も多いが，詳細な病理像が検討できる。剖検肺の検討で，ASMの増加は非致死的喘息では末梢気道優位に生じるのに対して，致死的喘息では中枢気道と末梢気道の両者に生じること，中枢気道のASMの肥大が致死的喘息と非致死的喘息の両者で生じるのに対して，ASMの増生は致死的喘息においてのみ中枢気道と末梢気道の両者に生じることが示されている[2]。また剖検肺の数学的解析では，気道過敏性亢進に最も大きく影響する病理像はASMの増加であった[3]。

気管支粘膜生検は喘息の病態解析に寄与してきたが[1]，ASMの評価には気道深層までの生検を要するため，ASMを含む病理像の詳細を検討した報告は少ない。Pretolaniらのグループは，気道粘膜の病理像（表1に示す諸因子）と喘息の重症度，FEV₁〔気管支拡張薬（BD）吸入前後の1秒量〕との関連を検討した[4]。ASMの占有面積と個々のASM細胞の大きさ（幅）（図1）は喘息重症度が高いほど高値であった。BD前・後のFEV₁と病理像の多変量解析では，ASM細胞の大きさと線維芽細胞数のみがFEV₁低値に寄与した（表1）[4]。同様に病理像（好酸球数，好中球数，肥満細胞数，基底膜肥厚，ASM占有面積，血管新生，気道上皮厚，非剥離上皮の比率）と呼吸機能の関連をみた最

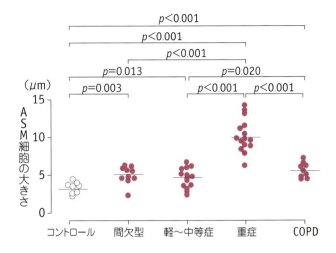

図1 ▶ 喘息の重症度とASM細胞の大きさ（幅）との関連

（文献4より引用）

表1 ▶ 喘息患者のBD前後のFEV₁に寄与する気道病理所見の単変量および多変量解析

	BD前 FEV₁ 単変量解析 r'	BD前 FEV₁ 単変量解析 p値	BD前 FEV₁ 多変量解析 係数±標準誤差	BD後 FEV₁ 単変量解析 r'	BD後 FEV₁ 単変量解析 p値	BD後 FEV₁ 多変量解析 係数±標準誤差
eosinophils	0.33	0.049*	—	0.30	0.077	—
neutrophils	−0.11	0.542	—	−0.18	0.307	—
epithelial integrity	−0.50	0.019*	—	−0.53	0.001*	—
SBM	0.61	<0.001*	2.39±0.67	0.59	<0.001*	2.59±0.76
fibroblasts	−0.67	<0.001*	−0.36±0.14	−0.57	0.001*	−0.36±0.16
collagen Ⅲ deposit	−0.43	0.010*	—	−0.49	0.004*	—
mucous gland area	−0.58	<0.001*	—	−0.51	0.002*	—
ASM area	−0.71	<0.001*	—	−0.64	<0.001*	—
SBM–ASM distance	0.36	0.028*	—	0.29	0.087	—
ASM cell size	−0.85	<0.001*	−2.67±0.69	−0.81	<0.001*	−3.58±0.82
α-actin	<0.01	0.970	—	0.02	0.911	—
SM1	−0.15	0.351	—	−0.26	0.125	—
SM2	−0.28	0.085	—	−0.36	0.032*	—
MLCK	−0.48	0.003*	—	−0.52	0.002*	—
p-MLC	−0.19	0.261	—	−0.23	0.177	—

MLCK：myosin light-chain kinase，p-MLC：phosphorylated myosin-light chain，SBM：subepithelial basement membrane，SM：smooth muscle myosin isoform，＊：統計学的に有意

（文献4より引用）

近の検討でも，多変量解析でBD後FEV_1とFEV_1/FVCに有意に寄与したのは，それぞれASM占有面積，ASM占有面積と血管新生スコアであった[5]。以上から，気道過敏性亢進，気流閉塞，重症化に最も寄与するリモデリング所見がASMの増加であることは明白である。なお，気道表層に近く生検で確実に評価できる基底膜肥厚は喘息の病型を問わず認められるが，その程度は喘息の重症度や気流閉塞と相関しないとする報告も多い。上記2報[4, 5]も同様で，前者の論文では重症度，FEV_1（表1）と逆相関を示した。すなわち，基底膜肥厚が強いほど重症度・気流閉塞は軽度であった[4]。基底膜肥厚を含む細胞外基質の沈着やそれらの結果生じる気道壁の肥厚は，気道を硬く虚脱しにくくし，気道過敏性[6]や呼気時の気道狭窄に対して防御的に働く可能性がある。リモデリングの間接的指標であるCT画像（吸気時に撮像）でみた気道壁肥厚と気流閉塞の正相関を示す報告が多いが[7]，一部の報告では壁肥厚に伴う内腔狭窄も示されており，上記の呼気時の虚脱とは気流閉塞への寄与が異なる可能性がある。

　最近，BTによる気道の知覚神経の減少が注目されている（後述）[8]。粘膜生検での気道知覚神経の評価は慢性咳嗽で多く報告され，咳誘発性神経ペプチドであるCGRPの含有神経の増加[9]やsubstance P（SP）の発現増強[10]，カプサイシン受容体TRPV-1の上皮内神経[11]・気道平滑筋[12]での発現増強と咳感受性との関連[11]が知られている。喘息では，一部の報告でSP陽性神経の増加が示されたが[13]，最近，気道上皮内でのTRPV-1発現と活性が健常者＜軽症喘息＜難治性喘息の順に増強することが報告され，TRPV-1と喘息難治化の関連が示唆された[14]。なお，喘息[15]，慢性咳嗽[9, 11]のいずれでも，非特異的な汎神経マーカーであるPGP-9.5発現の増加（すなわち単純な神経量の増加）は認めない。

病理学的にみた作用機序

　BTの主な作用機序はASMの熱による損傷で，動物実験ではASM量の減少と気道過敏性の改善は相関を示す[16]。最近ASM量とともに基底膜肥厚の有意な減少効果が報告され[8, 17]，それらがBT終了後27カ月以上持続することも示された[18]。基底膜肥厚の減少は前述の考察から功罪いずれももたらしうるが，ASM量の減少効果の持続はBTの臨床効果の長期持続を裏づける。なお，ASM量が多いほどBTでASM量が減少しやすいこと[17]から，ASM量からBTの効果が予測できる可能性がある。

　BTの別の作用機序として，denervationすなわち気道に分布する迷走神経の減少・切断により気道収縮や咳などが改善する可能性が想定されてきたが，Pretolaniらは，ASM，基底膜に加えて，PGP-9.5染色でみた気道上皮下およびASM内の知覚神経線維密度と気道上皮内の神経内分泌細胞数がBT3カ月後に有意に減少することを初めて

示した[8]（☞p89 図8E, F, O）。どのようなprofileを持った神経が減少するのかは不明だが，ASM量とこれら神経系組織の減少度とBTの3，12カ月後の臨床効果が相関することも示された。神経内分泌細胞はSP，CGRPなどを放出することから[19]，その減少は咳の減少をもたらしうる。

さらに，ASMには各種サイトカインやメディエーターの産生放出機能があり，ASMの減少はその産生量を減少させうる。BT後BALFのRANTES（好酸球遊走作用あり），TGF-β1などと好酸球数が並行して減少する知見はこれを支持する[20]。

気管支サーモプラスティの位置づけ

BTの能書上の適応患者は「気管支鏡手技が可能な，高用量の吸入ステロイド薬および長時間作用性β_2刺激薬で喘息症状がコントロールできない18歳以上の重症喘息患者」であるが，医療費や治療の侵襲を考慮すると，症例のように，LTRA，LAMA，テオフィリンなども使用して効果不十分な症例で検討すべきであろう。

BTが奏功しうるフェノタイプとして，ERS/ATSのガイドライン[21]，2016年の総説（図2）[22]では「気道リモデリング，気道壁肥厚」と記載されている。しかし，RISA，AIR2など主要な臨床試験では安全性の観点から％FEV$_1$＜50〜60％の症例は除外さ

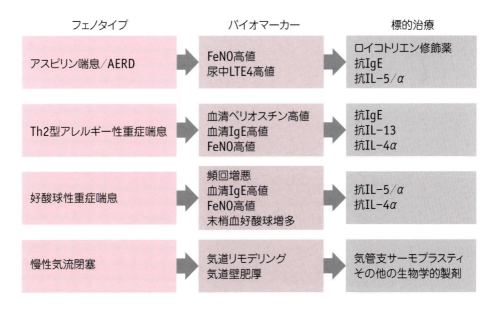

図2 ▶ 重症喘息のフェノタイプとバイオマーカーに基づく標的治療

AERD：aspirin-exacerbated respiratory sidease（アスピリン喘息）
FeNO：fractional exhaled nitric oxide（呼気一酸化窒素）
LTE4：leukotriene E4（ロイコトリエンE4）

（文献22より作成）

れており，リモデリング進行例に有効性が高いとの直接のエビデンスはない。また呼吸機能の改善を示した報告も重症例では少ない。しかし，先に述べたASM量の増加と慢性気流閉塞の明確な関連からは，理論的にこの適応が正しいとはいえ，症例の経過もこれを支持する。また，ASM量の増加で生じる気道過敏性亢進の臨床的表現型は，頻回の増悪や，呼吸機能（ピークフロー）の変動性と考えられる。

　BTの標的は径3〜10mmの中枢気道であり，喘息患者の咳が中枢気道狭窄，呼吸困難が末梢気道狭窄に由来する生理学的知見[23]から，神経系組織の減少効果[8]と併せてBTが咳症状の強い例に奏功する可能性がある。

　逆に，分子標的薬〔抗IgE，抗IL-5，抗IL-4/IL-13製剤（未上市）〕と比較して第一選択になりにくい（かもしれない）患者像は，①顕著な好酸球性炎症が残存（ただし，症例のように他の選択肢が無効であれば対象となりえて効果も期待できる），②末梢気道病変が優位な患者：small airway asthma phenotype[24]，③気道過分泌例（BTによる無気肺発生のリスク？），④入院が困難な場合，⑤気管支鏡の施行が困難な場合，などであろう。以上の考察を表2にまとめた。

表2 ▶ BTの位置づけ

BTの効果が期待できるフェノタイプ	●慢性（不可逆性）気流閉塞 ●頻回の増悪 ●呼吸機能（ピークフロー）の変動大 ●咳症状が顕著な患者
第一選択になりにくい（かもしれない）患者像（vs分子標的薬）	●顕著な好酸球性炎症が残存 ●末梢気道病変が顕著 ●気道過分泌？ ●入院が困難 ●気管支鏡の施行が困難

◎

　BTの位置づけについて，病理学的な考察を中心に述べた。理論的に考察して結論を出すように努めたが，改めて考えるとリモデリング進行による慢性気流閉塞と頻回の増悪は，互いに相容れ難い，対極に位置する難治性喘息の代表的フェノタイプである。はたしてBTがこの両極をカバーできる治療なのか，また詳細は別項に記載される費用対効果比の問題など（☞ p93），今後経験を重ねながら改めて考えていく必要性を強調して，稿を終えたい。

症例 9 気管支サーモプラスティを安全に施行でき著効を得た重症慢性気流閉塞の1例

70歳，男性

20歳頃喘息発症。50歳頃に公害認定を受け，他院で濃厚な治療を受けるも効果不良で，救急受診や入院が頻回なため当科紹介となった。

既往歴：高血圧，脊柱管狭窄症，骨粗鬆症。

生活歴：クリーニング業。

喫煙歴：5本/日×10年，30歳頃禁煙。

検査所見：来院時SpO_2 97％。wheezes聴取。WBC 11600/μL（好酸球24％），血清総IgE 574 IU/mL。胸部CTにて中枢気管支壁肥厚あり，肺気腫なし。特異的IgEはハウスダスト1，ヤケヒョウヒダニ，スギ，ヒノキで陽性，FeNO 29.8ppb。

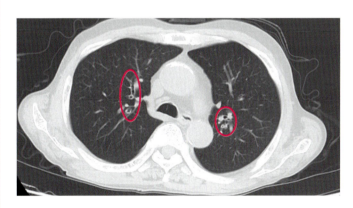

治療薬：他院での治療は，FF/VI-DPI 200μg/日，チオトロピウム10μg/日，モンテルカスト10mg/日，オマリズマブ。

現病歴：高用量ICS/LABAなどに加えてオマリズマブの効果も不十分であり，BTの適応と判断した。なお，当時抗IL-5製剤は未上市であった。

気管支サーモプラスティ治療

BT治療前は％FEV_1 37％（＜65％）であり，BT施行上は安全性が確立していない症例であった。しかし，3回とも安全に施行することができた。

考察

治療後臨床指標は顕著に改善し，呼吸機能も改善を示した。

		BT実施前	終了3カ月後
WBC（μL）		11,600	8,000
好酸球比率（％）		24	2.6
呼気NO（ppb）		29.8	31.9
AQLQ（満点：各7）	活動	2.4	4.6
	症状	2.4	5.5
	感情	2.8	4.8
	環境	3.5	5.3
LCQ：咳特異的QOL質問票[25]（満点：各7）	身体	4.5	5.8
	精神	4.6	6.3
	社会	4.3	6.3
ACT（満点25）		9	19
増悪回数（／3カ月）		6	1

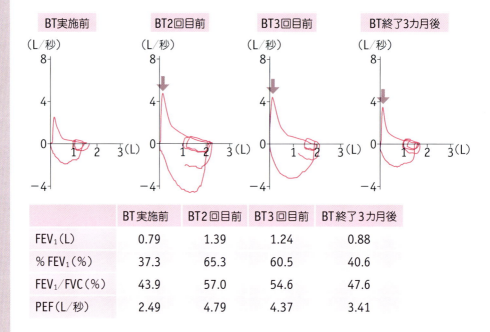

	BT実施前	BT2回目前	BT3回目前	BT終了3カ月後
FEV_1（L）	0.79	1.39	1.24	0.88
％FEV_1（％）	37.3	65.3	60.5	40.6
FEV_1/FVC（％）	43.9	57.0	54.6	47.6
PEF（L／秒）	2.49	4.79	4.37	3.41

BT2回目前のFEV_1の著明な改善は全身ステロイド薬の影響も考えられたが，ピークフロー値はBT3カ月後も改善を維持した。BT施行上の注意には％FEV_1＜65％の患者での安全性は未確立と記載されているが，本例はこれを大きく下回るにもかかわらず安全に施行でき，効果も得られた。

文 献

1) Niimi A, et al:Clinical assessment of airway remodeling in asthma: utility of computed tomography. Clin Rev Allergy Immunol. 2004;27(1):45-58.

2) Berair R et al:Asthma therapy and its effect on airway remodelling. Drugs. 2014;74(12):1345-69.

3) Lambert RK, et al:Functional significance of increased airway smooth muscle in asthma and COPD. J Appl Physiol(1985). 1993;74(6):2771-81.

4) Benayoun L, et al:Airway structure alterations selectively associated with severe asthma. Am J Respir Crit Care Med. 2003;167(10):1360-8.

5) Berair R, et al:Associations in asthma between quantitative computed tomography and bronchial biopsy-derived airway remodeling. Eur Respir J. 2017;49(5). pii: 1601507.

6) Niimi A, et al:Relation of airway wall thickness to airway sensitivity and airway reactivity in asthma. Am J Respir Crit Care Med. 2003;168(8):983-8.

7) Niimi A, et al:Airway wall thickness in asthma assessed by computed tomography. Relation to clinical indices. Am J Respir Crit Care Med. 2000;162(4 Pt 1):1518-23.

8) Pretolani M, et al:Effectiveness of bronchial thermoplasty in patients with severe refractory asthma: Clinical and histopathologic correlations. J Allergy Clin Immunol. 2017;139(4):1176-1185.

9) O'Connell F, et al:Abnormal intraepithelial airway nerves in persistent unexplained cough?. Am J Respir Crit Care Med. 1995;152(6 Pt 1):2068-75.

10) Lee SY, et al:Substance P-immunoreactive nerves in endobronchial biopsies in cough-variant asthma and classic asthma. Respiration. 2003;70(1):49-53.

11) Groneberg DA, et al:Increased expression of transient receptor potential vanilloid-1 in airway nerves of chronic cough. Am J Respir Crit Care Med. 2004;170(12):1276-80.

12) Mitchell JE, et al:Expression and characterization of the intracellular vanilloid receptor (TRPV1) in bronchi from patients with chronic cough. Exp Lung Res. 2005;31(3):295-306.

13) Ollerenshaw SJ, et al:Substance P immunoreactive nerves in airways from asthmatics and nonasthmatics. Eur Respir J. 1991;4(6):673-82.

14) McGarvey LP, et al:Increased expression of bronchial epithelial transient receptor potential vanilloid 1 channels in patients with severe asthma. J Allergy Clin Immunol. 2014;133(3):704-12.e4.

15) Howarth PH, et al:Neuropeptide-containing nerves in endobronchial biopsies from asthmatic and nonasthmatic subjects. Am J Respir Cell Mol Biol. 1995;13(3):288-96.

16) Danek CJ, et al:Reduction in airway hyperresponsiveness to methacholine by the application of RF energy in dogs. J Appl Physiol(1985). 2004;97(5):1946-53.

17) Chakir J, et al:Effects of Bronchial Thermoplasty on Airway Smooth Muscle and Collagen Deposition in Asthma. Ann Am Thorac Soc. 2015;12(11):1612-8.

18) Salem IH, et al:Long-Term Effects of Bronchial Thermoplasty on Airway Smooth Muscle and Reticular Basement Membrane Thickness in Severe Asthma. Ann Am Thorac Soc. 2016;13(8):1426-8.

19) Linnoila RI:Functional facets of the pulmonary neuroendocrine system. Lab Invest. 2006;86(5):425-44.

20) Denner DR, et al:Airway Inflammation after Bronchial Thermoplasty for Severe Asthma. Ann Am Thorac Soc. 2015;12(9):1302-9.

21) Chung KF, et al:International ERS/ATS guidelines on definition, evaluation and treatment of severe asthma. Eur Respir J. 2014;43(2):343-73.

22) Trivedi A, et al:Bronchial thermoplasty and biological therapy as targeted treatments for severe uncontrolled asthma. Lancet Respir Med. 2016;4(7):585-92.

23) McFadden ER Jr:Exertional dyspnea and cough as preludes to acute attacks of bronchial asthma. N Engl J Med. 1975;292(11):555-9.

24) Lipworth B, et al:Unlocking the quiet zone: the small airway asthma phenotype. Lancet Respir Med. 2014;2(6):497-506.

25) Kanemitsu Y, et al:Gastroesophageal dysmotility is associated with the impairment of cough-specific quality of life in patients with cough variant asthma. Allergol Int. 2016;65(3):320-6.

（新実彰男）

15 気管支サーモプラスティの問題点と今後の課題

　気管支サーモプラスティ（BT）は，斬新で画期的な発想から，重症喘息に対する非薬物療法として大きく期待されるものであるが，メカニズムや方法論など基礎的な面からもすべて確立しているものではなく，臨床試験における有効性および安全性のデータもまだ十分とは言えない[1, 2]。今後さらに改善検討していく余地があるものと思われる[3]。ここでは本書のまとめとして，現状の問題点と今後解決すべき課題を示す。

なぜ温熱負荷が平滑筋を減少させ再生増殖が起こらないのか？

　温熱負荷によってなぜ平滑筋だけが減少するのか？　他の細胞も傷害されるが平滑筋だけが再生しないのか？　BTを行ってもアレルギー炎症の根本的な解決がなされなければ，好酸球性炎症は再燃して，TGF-βなどのサイトカイン産生によって平滑筋は再増殖するのではないか？

　BT後に減少した平滑筋細胞が3年間にわたって再増殖しないことは，イヌを用いた実験で組織学的に確認されている[4]。ヒトでの気管支生検のデータでは，27カ月以降も平滑筋減少が維持されていたことが報告されている[5]。AIR2試験のフォローアップ試験で5年までBTの臨床効果が維持されていたこと[6]から，おそらく平滑筋の再増殖は起こっていないであろうと考えられる。しかし，なぜ平滑筋の再生増殖が起こらないのかについては説明がなされていない。

気道過敏性の改善や呼吸機能の改善といった客観的な効果が得られないのはなぜか？

　効果面では症状スコアなど主観的評価にはある程度改善がみられるものの，気道過敏性の改善や呼吸機能の改善といった客観的な効果が必ずしも一定して得られていないという問題点がある。

　平滑筋の減少は症例によって差があるものの，50％程度と言われる。イヌの実験では，メサコリン局所投与による気道収縮は明らかに抑制されており[4]，ヒトでも少数例

の検討で気道過敏性の抑制が報告されているが[7]，そもそも重症喘息患者ではベースラインの1秒量（FEV$_1$）も悪く，気道過敏性測定自体も困難な場合が多い。平滑筋がある程度減少しても，線維化やリモデリングが進んでいる重症喘息では，気道過敏性をはじめ呼吸器の改善は評価が難しいのかもしれない。

後述するように，内径3mmより末梢気道の処置が直接できないことや症例によって処置範囲に差がある可能性なども原因として考えられる。

何をもって有効性を評価すればよいのか？

模擬操作（シャムコントロール）群を対照としたAIR2試験では，プライマリーエンドポイントである喘息QOLスコア（AQLQ）の臨床的に有意であると考えられる0.5ポイント以上の改善率が，治療群で79%とシャム群の64%に対し有意に高かったことから有用性が確定した。

今後，臨床試験を行う場合，シャムコントロールを置くことは現実的に困難であるため治療群のみでの評価となるが，たとえ70%の症例に臨床的有効性を認めても，それが真に有効なのかどうかは判断がきわめて難しいことになる。

また，AIR2試験のプライマリーエンドポイントであるAQLQが，BT群ではシャム群に比較して有意に改善した（BT群：1.35±1.10，シャム群：1.16±1.23）としているが，その改善程度は，臨床的意義のあるとされる変動の0.5以上[8]には至っておらず，意義のある改善とは言えないという問題点も指摘されている[9]。

気管支拡張薬以上の効果が得られるのか？

AIR試験[10]は吸入ステロイドとLABAの併用でコントロールされているが，LABAを中止すると悪化する症例を対象として行われ，BT群において軽症悪化の頻度が有意に少なく，1年後における朝のピークフロー値，症状なし日数の比率，QOLスコア，症状スコアなどに改善がみられたという結果であったが，それならBTを行わなくてもLABAを継続していれば，同等な結果が得られたのではないかという批判も出ている[11]。

長期間効果が維持できるのか？

AIR2試験の5年間のフォローアップデータが報告され[6]，BT施行後，2，3，4，5

年目のいずれにおいても，1年目と比較して喘息増悪や救急外来受診回数に有意な変化がなく，BTの効果が維持されているとしている。しかし，シャム群との比較はされていない。

喘息症例における病理学的な変化はどうなっているのか？

　気管支生検の項でも述べたが（☞p83），肺切除を予定した非喘息症例の病理学的検討は報告されているが喘息患者での検討はなく，生検検体での報告が一部存在するものの，BTの気道炎症や気道リモデリングに及ぼす影響は不明な点が多い。特に重症喘息を対象とした場合，気流閉塞に平滑筋収縮以外の要素の関与が大きくなり，平滑筋の容積減少だけでは気流閉塞の改善が不十分である可能性がある。気道リモデリングが形成されれば気道壁の線維化も起こり，気流閉塞は固定化し非発作時でも閉塞性障害を呈する。

　また，粘膜下腺や血管の増生，気道壁の浮腫，粘液産生増大などの気道炎症の影響も大きくなる。このような症例では，平滑筋の減少だけでは効果が期待しにくい可能性がある。生検検体での検討では，BTによって気道上皮下基底膜肥厚も改善するというが，今後，BT施行前後で気道生検によって気道炎症やリモデリングに及ぼす影響を明確にしていく必要がある。

末梢気道の処置ができない点がどのように影響するのか？

　BTの処置の対象となる気管支は気管支鏡での可視範囲である中枢気道のみであるが，気道平滑筋は末梢の細気管支まで存在するため可視範囲の処置だけでは十分な効果が得られない可能性がある。特に重症喘息では末梢気道の関与が大きいと言われており，末梢気道の関与が強いタイプの症例では効果が薄い可能性がある。これについては，中枢気道の平滑筋が末梢気道の平滑筋の収縮を制御しているので中枢の処置によって末梢にも効果が出るという説もあるが，明らかではない[12]。

　また，BT後のthermal lung injuryは，処置気管支の周辺にかなり広範に起こっているようであり，中葉を処置しなくても隣接する上葉や下葉の処置で中葉の平滑筋量も減少するという報告もある[13]ため，可視範囲の気管支の処置で末梢気管支平滑筋量も減少しているのかもしれない。

activation回数や処置の範囲が臨床効果と相関するのか？

　これまでの臨床試験の報告には，どのレベルの気管支を何箇所処置したかについて具体的なデータがほとんど記載されていなかった。総説[14)]には，「内径3～10mmのすべての可視可能でプローブ挿入可能な気管支に処置した」と記載されているものの，「気管支のサイズに個体差があるので，通常は1区域あたり1～2の亜区域しか処置できなかった」とも記されている。より緻密な処置によってactivation回数が増えれば効果がより高まるのか，温熱の伝達は広範囲に及ぶため必ずしも回数を増やせばよいとは限らないのか明確でない。

　症例によって温熱処理を施行した範囲がまちまちである可能性があるが，現状ではactivation回数と臨床効果の相関がみられたという報告はない。今後，症例ごとに処置範囲を明確に記録し，効果との関連についても明確にしていく必要があると思われる。

電極の形状は4極でよいのか？

　温熱プローブは，気管支全周のうち4点のみしか接触しない。温熱がプローブの接触点周囲にどの程度波及するかは不明であるが，全周に渡って平滑筋が減少するわけではないと思われる。全周性に温熱が波及しなくても接触点部分の気管支平滑筋を断裂させ，連続性を絶てば気道収縮が抑制できるのかもしれないが，さらに接触点を増やすなどの改良は必要ないか検討が必要である。

どの程度の重症患者まで安全に処置でき効果が得られるのか？

　AIR2試験の対象者は重症喘息となっているが，ベースラインのFEV_1予測値の平均は77.8～79.7％であり[15)]，National Asthma Education and Prevention Program（NAEPP）ガイドラインでの重症喘息の定義である60％未満よりずっと良好な集団であった。さらに，前年に3回以上喘息の増悪で入院した患者や3回以上下気道感染を繰り返した患者，4回以上経口ステロイドの短期使用行った患者は除外されており，選択された状態の良好な集団だけが対象になっている試験であったことに留意しておく必要がある。どの程度重症の患者まで安全に処置でき効果が得られるのかは，今後，慎重に見きわめていく必要がある。

　少なくともわが国でこれまでBTが施行された症例は，AIR2試験のcriteriaには合

致しないより重症な症例が多いことが報告されている。

どのようなフェノタイプの喘息に気管支サーモプラスティは有効なのか？

今後，最も知りたい項目の1つである。可能性としては，より末梢気道病変の関与が少ない症例，気管支平滑筋の肥厚は強いが線維化は強くない症例などが効果の現れやすい症例と考えられるが，今後，症例の集積による検討が必要である。

重症喘息症例に対して生物学的製剤と気管支サーモプラスティをどのように選択するのか？

この問題は，別項を参照して頂きたい（☞p100）。医療経済学的問題を抜きにすれば，IgEが関与し適応を満たしていれば抗IgE抗体を試してみるのがよいと思われる。特に，アトピー性皮膚炎や鼻炎の合併例では，全身性の対応が必要である。また，好酸球の増加を認め，特に好酸球性多発血管炎性肉芽腫症（EGPA）などでは，抗IL-5抗体の選択を考慮する。

気管支サーモプラスティを施行すれば薬物療法は不要になるのか？

前述のように，BTが喘息患者の気道炎症にどのような影響を及ぼすか明確ではないが，喘息病態の根本が改善されるわけではないので，抗炎症治療がまったく必要なくなるとは思われない。米国のBT施行患者では，薬剤がまったく必要なくなったとか単剤のみでよくなったという報告が散見されるが，臨床試験の報告には，薬剤使用の変化について言及されていないため，詳細は不明である。患者には，薬物療法に替わる治療ではないことをよく理解してもらう必要がある。

誰が気管支サーモプラスティを行い，どのように普及させるのか？

BTの手技自体はそれほど技術を要するものではないが，緻密で丁寧な処置が効果に影響する可能性があることや，重症喘息に対する気管支鏡であり，施行時間も長く，短期での合併症も少なくない。そのため，施行医は気管支鏡に熟練した日本呼吸器内視鏡学会の気管支鏡専門医でありかつ気管支喘息治療に精通した日本アレルギー学会専門

医であることが望ましい。その上で，初回導入においては，実際の施行施設での見学やシミュレーターを用いたトレーニングを行ったものに限定するなど慎重な導入が重要と思われる。はじめに（☞p1）に記したように，本質的には高度先進医療に該当するような医療手技は，多数例を施行でき，スタッフの揃った専門センター（high volume centerと呼ばれる）に集約していくほうが効率的でよいと考える。

文 献

1) Michaud G, et al:Counterpoint: efficacy of bronchial thermoplasty for patients with severe asthma. Is there sufficient evidence? Not yet. Chest. 2011;140(3):576-577.

2) Wahidi MM, et al:Bronchial thermoplasty for severe asthma. Am J Respir Crit Care Med. 2012;185(7):709-14.

3) 石井芳樹:気管支温熱形成術bronchial thermoplasty―現状と課題―. 呼吸. 2013;32(7):585-95.

4) Cox PG, Miller J, Mitzner W, Leff AR. Radiofrequency ablation of airway smooth muscle for sustained treatment of asthma: preliminary investigations. Eur Respir J 2004;24(4):659-63.

5) Salem IH, et al:Long-Term Effects of Bronchial Thermoplasty on Airway Smooth Muscle and Reticular Basement Membrane Thickness in Severe Asthma. Ann Am Thorac Soc. 2016;13(8):1426-8.

6) Asthma Intervention Research 2 Trial Study Group:Bronchial thermoplasty: Long-term safety and effectiveness in patients with severe persistent asthma. J Allergy Clin Immunol. 2013;132(6):1295-302.

7) Danek CJ, et al:Reduction in airway hyperresponsiveness to methacholine by the application of RF energy in dogs. J Appl Physiol(1985). 2004;97(5):1946-53.

8) Juniper EF, et al:Measuring quality of life in asthma. Am Rev Respir Dis. 1993;147(4):832-8.

9) AIR Trial Study Group:Long-term (5 year) safety of bronchial thermoplasty: Asthma Intervention Research (AIR) trial. BMC Pulm Med. 2011;11:8.

10) AIR Trial Study Group:Asthma control during the year after bronchial thermoplasty. N Engl J Med. 2007;356(13):1327-37.

11) Barnes PJ:Severe asthma: advances in current management and future therapy. J Allergy Clin Immunol. 2012;129(1):48-59.

12) Jesudason EC:Airway smooth muscle: an architect of the lung? Thorax. 2009;64(6):541-5.

13) Pretolani M, et al:Reduction of airway smooth muscle mass by bronchial thermoplasty in patients with severe asthma. Am J Respir Crit Care Med. 2014;190(12):1452-4.

14) Wechsler ME:Bronchial thermoplasty for asthma: a critical review of a new therapy. Allergy Asthma Proc. 2008;29(4):365-70.

15) AIR2 Trial Study Group:Effectiveness and safety of bronchial thermoplasty in the treatment of severe asthma: a multicenter, randomized, double-blind, sham-controlled clinical trial. Am J Respir Crit Care Med. 2010;181(2):116-24.

（石井芳樹）

索引

数字・欧文

3D解析 *77*

A

α-SMA *8*

activation *54*

activation plan *28*

AIR試験 *10*

AIR2試験 *11*, *75*

AZE VirtualPlace *77*

B

BAL（気管支肺胞洗浄） *8*, *86*

biopsy study *83*

BTSガイドライン *1*

C

colonization *61*, *63*

composite scores *73*

consolidation *48*

D

denervation（除神経） *8*, *102*

E

ECMO *55*

ERS／ATSガイドライン *2*

F

feasibility試験 *10*

FEV$_1$ *102*

focal necrosis *7*

H

hyperplasia *3*

hypertrophy *3*

I

ICER *95*

Q

QALY（s） *95*

R

RISA試験 *11*

T

TRAIL *8*

和文

あ

アトピー性皮膚炎 *70*

アトロピン *34*, *44*

い

医療経済評価 *94*

お

オピオイド *38*

温熱負荷 *4*

か

仮想気管支鏡 *28*

喀痰 *63*

喀血 *61*

合併症 *67*

間質性肺炎 *7*

患者の条件 *17*, *41*

患者への説明 *21*

き

気管挿管 *44*

115

気管支炎／気管支周囲炎 *60*

気管支拡張薬 *33*

気管支壁肥厚 *48*

気管支感染症 *61*

気管支鏡 *26*

気管支平滑筋 *3*

　　──量 *83*

気道確保 *44*

気道リモデリング *100*

喫煙歴 *14, 18*

局所麻酔 *33*

け

ケタミン *44*

経口ステロイド *27*

こ

コンソリデーション *48*

抗コリン薬 *33*

抗不安薬 *34*

呼吸機能検査 *73*

さ

細菌性肺炎 *61*

し

質調整生存年 *95*

疾病負担 *93*

重症喘息 *19, 101*

出血 *61*

術前検査 *28*

術前準備 *33*

術前投薬 *33*

術中モニター *35*

術後管理 *65*

上皮下基底膜 *84, 88*

静脈麻酔 *65*

す

スケジュール *21*

ステロイド *34*

すりガラス陰影 *48*

せ

セボフルラン *44*

生検 *8, 83, 100*

制吐薬 *34*

全静脈麻酔 *44*

全身麻酔 *43, 67*

喘息日記 *72*

そ

組織学的検討 *7*

増分費用効果比 *95*

た

退院基準 *69*

ち

鎮咳薬 *34*

鎮静薬 *37*

て

デクスメデトミジン *45*

デスフルラン *44*

適応 *16*

電極 *112*

は

バイオマーカー *16, 73*

ひ

費用 *94*

評価指標 *72*

評価方法 *72*

ふ

フェノタイプ *100*

フェンタニル *38*

プロポフォール *39, 44*

へ

ベンゾジアゼピン *38*

平滑筋占有率 *83*

ほ

保険点数 *93*

み

ミダゾラム *38*

む

無気肺 *48, 55, 60*

め

メサコリン *5*

迷走神経 *8*

や

薬事承認 *13*

ゆ

有害事象 *58*

有効性評価 *110*

ら

ラリンジアルマスク *44*

り

リドカイン *35*

臨床試験 *72*

れ

レミフェンタニル *43*

編 著

石井 芳樹 *Yoshiki Ishii*
獨協医科大学呼吸器・アレルギー内科 主任教授

1982年3月	自治医科大学医学部卒業
1990年7月	米国アルバニー医科大学細胞生物学教室 研究員
1993年4月	自治医科大学呼吸器内科 講師
1997年4月	日本呼吸器学会熊谷賞受賞
2001年4月	獨協医科大学呼吸器・アレルギー内科 助教授
2007年1月	獨協医科大学呼吸器・アレルギー内科 教授
2007年3月	獨協医科大学呼吸器内視鏡センター センター長（併任）

気管支サーモプラスティ
パーフェクトガイド

定価（本体5,500円＋税）
2018年1月31日　第1版発行

編 著	石井芳樹
発行者	梅澤俊彦
発行所	日本医事新報社

www.jmedj.co.jp
〒101-8718　東京都千代田区神田駿河台2-9
電話（販売）03-3292-1555　（編集）03-3292-1557
振替口座　00100-3-25171

印刷所	日経印刷株式会社

© Yoshiki Ishii 2018　Printed in Japan
ISBN978-4-7849-4734-8　C3047　5500E
・本書の複製権・翻訳権・上映権・譲渡権・公衆送信権（送信可能化権を含む）は
　（株）日本医事新報社が保有します。

JCOPY　＜（社）出版者著作権管理機構 委託出版物＞
本書の無断複写は著作権法上での例外を除き禁じられています。複写される場合は，
そのつど事前に，（社）出版者著作権管理機構（電話 03-3513-6969，FAX 03-
3513-6979，e-mail：info@jcopy.or.jp）の許諾を得てください。